团体康复训练

主 编 刘 睿 孙建淼 张孟利

U0280653

西北大学出版社

· 西安 ·

图书在版编目(CIP)数据

团体康复训练 / 刘睿,孙建森,张孟利主编. —西安:西北大学出版社,2024.5

ISBN 978 - 7 - 5604 - 5376 - 7

Ⅰ. ①团… Ⅱ. ①刘… ②孙… ③张… Ⅲ. 康复训练 Ⅳ. ①R49

中国国家版本馆 CIP 数据核字(2024)第 091269 号

团体康复训练

TUANTI KANGFU XUNLIAN

主　　编	刘　睿　孙建森　张孟利	
出版发行	西北大学出版社	
地　　址	西安市太白北路 229 号	
邮　　编	710069	
电　　话	029 - 88303310	
网　　址	http://nwupress.nwu.edu.cn	
电子邮箱	xdpress@nwu.edu.cn	
经　　销	新华书店	
印　　装	陕西瑞升印务有限公司	
开　　本	850mm×1168mm　1/32	
印　　张	8.375	
字　　数	187 千字	
版　　次	2024 年 5 月第 1 版　2024 年 5 月第 1 次印刷	
书　　号	ISBN 978 - 7 - 5604 - 5376 - 7	
定　　价	56.00 元	

《团体康复训练》

编写委员会

主　编	刘　睿	孙建淼	张孟利
副主编	张建社	李凤侠	蔡　丽	李树杰
	陈保林	石　宪	廖春华	王志杰
编　者	宋　艳	任　峻	李亚琴	武瑞森
	雷娟娟	彭　阳	姜腾霞	程诗晴
	黄　荣	苏园园	权宏磊	赵雨亭
	田　创	张玲玲	田兆辉	闫　华
	李　鹏	延沁儒	马溯源	张　俊

前　　言

随着人们对康复治疗的认识逐渐深入，患者对于长期康复训练以改善功能障碍的需求逐渐增长。然而，由于我国目前康复治疗师数量严重不足，难以满足日益增多的慢性病患者的康复需求。团体康复训练是一种更适合我国现实国情的康复训练方法，不仅可以同时训练多个患者，还可以增加训练中患者之间的沟通交流，增强患者的信心和兴趣，更增进康复疗效。鉴于团体康复训练需要选择合适的患者群体进行精细设计才能完成，需要多年康复专业经验，而目前国内外尚无此类图书，所以我们编撰了《团体康复训练》一书。

本书是基于空军军医大学唐都医院康复医学科多年康复训练实践经验编写而成的，系统介绍了团体运动训练、团体作业训练、团体言语训练、团体心理训练和团体文娱训练五种团体康复训练的技术要点和具体实施方案，属于本领域的开创性成果，希望对读者有借鉴意义。

本书由唐都医院康复医学科康复团队集体编写，融合集体智慧，所用的团体训练方法临床使用效果较好，深受患者欢迎。由于本书中的康复训练案例实施受科室场地所限，不足之处在所难免，敬请广大读者提出宝贵意见！

目　　录

第一章

团体康复训练的历史

一、起源

团体康复训练(group rehabilitation training, GRT)是一种基于某种共同目的，治疗师通过结合常用的疗法和设备在同一时段内为多名同病种或功能水平较为接近的患者开展的康复训练。该训练可充分调动患者的主观能动性，在改善患者功能的同时，减少其住院时间，不仅为患者回归社会奠定了基础，更有利于解决治疗师资源严重不足的问题，具有良好的经济效益和社会效益。团体康复训练属于团体治疗(group therapy)。团体治疗起源于 20 世纪初期，美国内科医生普瑞特(Joseph Pratt)于 1905 年为缓解结核病患者的负性情绪，组织了一个由 20 多位患者组成的治疗小组，采用授课、相互讨论等形式开展集体治疗，并发现患者通过交流，增强了战胜疾病的信心，取得了意想不到的辅助疗效。这是人们首次以团体的形式治疗疾病。1920 年，Jacob L. Moreno 在心理剧发展过程中首度提到"团体治疗"一词，之后团体治疗在多个领域逐渐被推广开来。团体治疗既往多用于心理疾病，可以有效降低患者抑郁、焦虑等心理疾患的发生风险。目前，团体治疗因效性强、受益面广而逐渐被广泛应用于医疗机构、教育系统、企业组织等（图1-1、图1-2）。

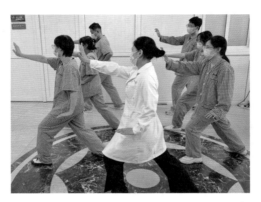

图 1-1

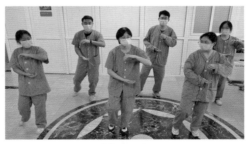

图 1-2

二、演变

第二次世界大战带来的战后心理问题为团体治疗的发展、应用提供了契机。受战争的影响，许多人表现出不同程度的精神、心理障碍，因此团体心理治疗于 20 世纪 40 年代应运而生。团体心理治疗的开展主要基于团体的情感支持、群体的相互学习、群体的正性体验等，至此团体治疗的重点逐渐从团体参与转移到团体成员之间的相互作用上，使团体成为该疗法的关键点。1972 年，Kaplan 与 Sadock 将团体心理治疗定义为由一个或更多的治疗者为两个以上患者同时实施的治疗，旨在改善患者的认知模式以矫正其适应不良的行为。这种治疗形式已被各国心理治疗师采用。随着临床研究的不断进展，新的治疗理论方法也不断涌现。团体心理治疗又衍生出团体认知行为治疗（group cognitive behavioral therapy，G－CBT），是指在团体情境下利用特定的认知技术和行为技术，结合团体的疗效因子，引导团体成员产生认知、情绪、行为方面的改善，进而达到治疗效果。G－CBT 最早应用于抑郁症的认知治疗，其核心理念是引导患者加深对自身疾病的认知，通过自我监测对自身的思维、情绪和行为进行评估，并学习一切能改善认知行为系统的技术策略，从而实现心理成长。基于 G－CBT 的治疗理念，Keith S. Dobson 编写了《认知行为团体心理治疗手册》，以帮助临床进行认知行为治疗干预。它整合了认知行为治疗和集体心理治疗的优势，既能矫正抑郁症患者的负性自动思维，又能通过互助的方式提高其自省力和社会交往能力。该手册的不同语言翻译版本已用于多项临床研究。现阶段，随着临床实践的不断发展，G－CBT 的治疗领域得到了进一步拓展，该治疗方法在惊恐障碍、社交焦虑障碍、强迫障碍、双相情感障碍、人格障碍、物质滥用、肥胖症、进食障碍、精神分裂症等多种精神及心理疾病中逐渐被广泛应用。

近年来，团体治疗逐渐被应用于康复治疗当中，现已成功应用于患者的体能、物理治疗（physical therapy，PT）、作业治疗（occupation therapy，OT）和言语治疗（speech therapy，ST）等训练康复，成为一种经济、方便、有效的康复措施。美国1983年的一项调查研究显示，团体治疗已经被作业治疗师用于患者在不同环境（医院、社区、家庭或学校）下的康复治疗当中，包括锻炼、烹饪、日常生活活动、手工艺制作、职业康复等，且在实践中发现，团体作业治疗形式的效果优于只针对个体的治疗效果。此外，团体治疗目前也被应用于康复物理治疗中。一篇针对脊髓损伤住院患者的循证医学统计分析文章（J. M. Zanca，et al.）指出，在2007—2009年美国6个康复机构的1376名患者中有83%的患者接受过物理治疗团体康复训练，并发现物理治疗团体康复训练可加快患者的功能恢复。

尽管团体康复训练在临床应用具有显著疗效，但既往尚未对康复治疗团体训练进行明确、统一的定义。美国联邦医保报销政策于2010年将团体训练纳入相关政策中，并于2012年将团体康复训练定义为：同时对4名及以上功能相近或接受相似治疗活动的患者开展康复的训练模式。至此，团体康复训练正式成为美国住院患者一对一康复治疗之外的标准康复训练，随后越来越多的康复机构将团体康复训练应用于脑损伤及脊髓损伤的患者。

三、现状

在发达国家，团体康复训练已广泛应用于患者的心理治疗、物理治疗、作业治疗、言语治疗等康复治疗中。在团体康复治疗过程中，国外康复治疗师通常选择功能相近的患者组成小组并设计不同种类的团体训练内容，通过小组训练形式完成康复治疗，包括自我介绍、球类运动、平衡小组、户外活动、医疗体操、手功能训练、轮椅训练、传统游戏、注意力训练等。在训练过程中患者之间良性互动、互助和比赛，相互激励，结成团体，积极面对困难，通过创新、用心、多元的团体课程，提高了康复效果，增加了康复治疗趣味性。相较于传统一对一康复训练，团体训练有助于调动患者积极性，并在一定程度上提高治疗师的工作效率，在国外已被证明是一种有效性好、性价比高的康复治疗形式。此外，团体康复训练具有较广的适用范围。在心理疾患的治疗方面，团体训练可用于情绪创伤、焦虑、抑郁、创伤后应激障碍和注意缺陷多动障碍等方面的治疗。对于神经疾患，团体康复训练在国外现已用于脑卒中、帕金森病、脑性瘫痪和脊髓损伤等多种神经损伤性疾病的康复治疗中，且研究显示相比于个体单独训练，团体康复训练可帮助患者更早地实现训练目标。

据研究统计，西方国家脑卒中患者住院康复期间每日的非治疗活动时间占比高达 80%，多数患者每日近半数时间独处且未参与其他活动，而进行康复训练的时间仅为 9%~56%。康复治疗效果与患者的治疗时间呈正相关，日均治疗时间的缩短显著影响患者的功能预后。然而，世界各国平均康复治疗师与人口之比为 70/10 万，我国康复治疗师与人口之比为 0.4/10 万，康复治疗师严重短缺，因此采取传统的一对一训练形式很难提高患者的日均训练时长。基于当下我国医疗资源短缺、患者康复时长需求提高的实际情况，团体康复训练的治疗方式更具有实际意义。一方面，团体康复训练可在同一时段进行多人员的训练，可在一定程度上满足患者的日均训练时长的要求，显著提高治疗效率；另一方面，团体康复训练具有改善人际交流、构建社会支持体系等优势，康复治疗效果较传统训练方式更优，对加快患者的功能恢复有积极作用。

目前，国内团体治疗的形式多应用于心理治疗方面，对于住院患者康复治疗中的应用仍然较少，且训练的形式多以太极拳、易筋经、五禽戏等传统功法为主。为了探究更多团体康复训练内容在我国住院患者康复治疗中的应用效果，空军军医大学唐都医院康复科前期进行了不同类型的团体康复实践，包括运动治疗、物理治疗、作业治疗、言语治疗等，均取得了良好的治疗效果。但是与个体康复相比，团体康复训练中治疗师缺乏聚焦于某个患者个体问题的机会，无法形成个体化的治疗方案。因此，在临床康复中个体康复和团体康复应该综合应用，以帮助患者更好地康复，从而更快地回归社会生活。

参考文献

［1］田志林，李秀珊，王东新，等．团体心理治疗对康复期精神分裂症患者疗效研究［J］．中国健康心理学杂志，2015，23（12）：1783－1785．

［2］刘海平，郑传芹．西方团体心理治疗的理论与实践［J］．郧阳师范高等专科学校学报，2004（6）：94－97．

［3］刘竞，高见．团体认知行为治疗的应用与研究进展［J］．神经疾病与精神卫生，2017，17（2）：82－84．

［4］刘娜，李霞，史琰琛，等．团体认知行为治疗应用于老年抑郁症初探［J］．上海交通大学学报（医学版），

2017, 37(1)：30 –33.

［5］PITKALA K H, ROUTASALO P, KAUTIAINEN H, et al. Effects of psychosocial group rehabilitation on health, use of health care services, and mortality of older persons suffering from loneliness：a randomized, controlled trial［J］. J Gerontol A Biol Sci Med Sci, 2009, 64(7)：792 –800.

［6］KEEGAN L C, MURDOCK M, SUGER C, et al. Improving natural social interaction：Group rehabilitation after Traumatic Brain Injury［J］. Neuropsychol Rehabil, 2020, 30(8)：1497 –1522.

［7］ZANCA J M, DIJKERS M P, HSIEH C H, et al. Group therapy utilization in inpatient spinal cord injury rehabilitation［J］. Arch Phys Med Rehabil, 2013, 94(4 Suppl)：S145 –S153.

［8］ALLEN K D, BONGIORNI D, BOSWORTH H B, et al. Group Versus Individual Physical Therapy for Veterans With Knee Osteoarthritis：Randomized Clinical Trial［J］. Phys Ther, 2016, 96(5)：597 –608.

［9］ZANCA J M, NATALE A, LABARBERA J, et al. Group physical therapy during inpatient rehabilitation for acute spinal cord injury：findings from the SCIRehab Study［J］. Phys Ther, 2011, 91(12)：1877 –1891.

［10］何婧. 脑卒中康复期患者抑郁及康复治疗中团体心理治疗的依从性影响分析［J］. 西藏医药, 2016, 37(2)：72 –74.

第二章

团体康复训练的概念

一、定义

　　团体康复训练以充分调动患者和家属主动参与为主要康复模式，为具有相同功能水平的或治疗进度相近的 3 ~ 8 名患者同时提供心理、体能、运动、作业及言语等康复治疗。在此过程中，医患双方均是主体，由康复医师、治疗师、护士、患者及家属相互合作，共同完成。患者并不是被动接受，而是主动参与到康复教育和康复治疗中，成为疾病恢复的主要推动者。医疗团队通过心理疏导、情感支持、家属教育、康娱活动、激励机制等方式，寓教于乐，缓解患者及家属的焦虑、抑郁情绪；通过成员相互作用、相互协助，引导患者在治疗过程中保持主动性、持续性和激励状态，使其在交往中进行自主观察、学习、体验，并通过示范、训练，帮助其认识、探讨、接纳自我，并逐步调整改善自己与他人的社会关系、塑造良好的角色和同伴反馈的处理技巧。此外，患者间互享互助，通过交流康复经验，提高自己对疾病的认知和心理应对技巧，有助于纠正在康复过程中的不良认知行为和不良习惯，从而实现康复目标。

团体康复训练并无严格的框架限制，而是通过提供一个足够安全的、正能量的治疗环境，并给予积极的支持和鼓励，促使团体最终发展成一个全体成员参与的社会缩影。因此，运用此种模式不仅可有效加速康复进程，提高患者及家属满意度，同时还为患者提供同伴支持和学习的机会，有利于增强患者凝聚力，构建社会支持体系。

二、训练形式

团体康复训练的实施以小组为单位，将具有相同功能水平的或接受相近治疗内容的 3~8 名患者组成一个独立小组。康复医师及治疗师根据小组患者情况设计安排不同内容，对整个活动进行有计划、有步骤的设计，引导患者进行功能性及有意义的任务重复练习，包括康复教育、球类运动、平衡小组、户外活动、医疗体操、手功能训练、语言训练、感觉统合游戏、轮椅训练、传统游戏、注意力训练等。训练采用患者互动、互助和比赛等形式完成治疗，通过创新、用心、多元的团体治疗课程，提高患者的康复效果，增加康复治疗趣味性。各功能团体训练每次 30 分钟左右，每周 1~2 次。接受团体训练的患者回病房后能延长自我锻炼时间，主动性得以增强，自理能力提高。

三、构成要素

患者的选择：基于管理学管理幅度的原理，每个小组人员控制在 8 人以内。纳入标准：①存在肢体运动功能障碍、言语功能障碍或心理障碍；②意识清楚且生命体征平稳，并能坚持完成治疗；③30～70岁组或＜30岁组；④简易智力状态检查量表(mini-mental state examination，MMSE)评分≥17分，听理解正常；⑤患者及家属知情且签署知情同意书。排除标准：①心、肺、肝、肾等重要脏器严重功能障碍；②四肢瘫痪；③严重的认知功能障碍或言语障碍，MMSE评分＜17分，重度心理、视觉障碍，无法交流或配合；④痴呆；⑤自杀倾向；⑥患者及家属拒绝团体康复治疗，或治疗期间出现各类并发症而不能进行团体治疗者，以及中途退出团体治疗或出院者。

(一)标准化诊断性会谈

个别会谈是筛选团体患者的常用方式。治疗师除了获取诸如治疗动机、自我强度、环境压力和个人史等信息外，还试图对患者随后的团体行为做出预测。这些预测常常是通过观察患者在与治疗师互动过程中所表现出来的行为，来对其随后的团体行为进行间接的推断。

(二)训练前评估

患者入院时进行系统化的康复功能评估，对不同功能状态的患者进行分组，并对组内每位患者的康复部位、康复目标进行考量，保障患者的治疗进度及康复成效。

1. 评估所需条件

(1)环境　安静，光线充足，有一定活动空间的房间。

(2)用品　评估量表、定时器、记录笔、椅子、治疗桌、检查床、必要的眼睛遮盖物和测试工具。

(3)患者情况　应在患者休息好后进行评估，因患者自身情况、疲劳、领悟程度、胆怯、疼痛等均可影响评估结果。对患者评估情况予以准确记录。

2. 整体功能评估(一级)

对患者整体神经残损程度、意识水平、认知水平进行初步评估、初筛。评估指标包括美国国立卫生研究院卒中量表(NIH stroke scale, NIHSS)、美国脊柱损伤联合会(ASIA)脊髓损伤程度量表、Brunnstrom 偏瘫功能障碍评估量表、Glasgow 昏迷量表(Glasgow coma scale, GCS)、简易智力状态检查量表、蒙特利尔认知评估量表(Montreal cognitive assessment, MoCA)等(表 2 - 1 至表 2 - 4)。

表 2 - 1　美国国立卫生研究院卒中量表

项目	评分标准	得分
1a. 意识水平 即使不能全面评价(如气管插管、语言障碍、气管创伤及绷带包扎等),检查者也必须选择 1 个反应。只在患者对有害刺激无反应时(不是反射)才能记录 3 分	清醒,反应灵敏(0 分); 嗜睡,轻微刺激能唤醒,可回答问题、执行指令(1 分); 嗜睡或反应迟钝,需反复刺激、强烈或疼痛刺激才有非刻板的反应(2 分); 昏迷,仅有反射性活动或自发性反应或完全无反应、软瘫、无反射(3 分)	
1b. 意识水平提问 月份、年龄,仅对初次回答评分。失语和昏迷者不能理解问题记 2 分,因气管插管、气管创伤、严重构音障碍、语言障碍或其他任何原因不能完成(非失语所致)记 1 分。可书面回答	两项均正确(0 分); 一项正确(1 分); 两项均不正确(2 分)	

续表

项目	评分标准	得分
1c. 意识水平指令 睁闭眼、非瘫痪侧握拳松开。仅对最初反应评分，有明确努力但未完成的也给分。若对指令无反应，用动作示意，然后记录评分。对创伤、截肢或其他生理缺陷者，应予适当的指令	两项均正确(0分)； 一项正确(1分)； 两项均不正确(2分)	
2. 凝视 只测试水平眼球运动，对随意或反射性眼球运动记分。若眼球偏斜能被随意或反射性活动纠正，记1分。若为孤立的周围性眼肌麻痹，记1分。对失语者，凝视是可以测试的。对眼球创伤、绷带包扎、盲人或有其他视力及视野障碍者，由检查者选择一种反射性运动来测试，确定眼球的联系，然后从一侧向另一侧运动，偶尔能发现部分凝视麻痹	正常(0分)； 部分凝视麻痹(单眼或双眼凝视异常，但无强迫凝视或完全凝视麻痹)(1分)； 强迫凝视或完全凝视麻痹(不能被头眼反射克服)(2分)	
3. 视野 若能看到侧面的手指，记录正常。若单眼盲或眼球摘除，检查另一只眼。明确的非对称盲(包括象限盲)记1分，若全盲(任何原因)记3分，若濒临死亡记1分。结果用于回答问题11	无视野缺损(0分)； 部分偏盲(1分)； 完全偏盲(2分)； 双侧偏盲(包括皮质盲)(3分)	

续表

项目	评分标准	得分
4. 面瘫	正常(0 分); 轻微(微笑时鼻唇沟变平、不对称)(1 分); 部分(下面部完全或几乎完全瘫痪)(2 分); 完全(单或双侧瘫痪,上下面部缺乏运动)(3 分)	
5. 上肢运动 6. 下肢运动 置肢体于合适的位置:坐位时上肢平举 90°,仰卧时上抬 45°,掌心向下;下肢卧位抬高 30°。若上肢在 10 秒内、下肢在 5 秒内下落,记 1~4 分。对失语者用语言或动作鼓励,不用有害刺激。依次检查每个肢体,从非瘫痪侧上肢开始	上肢: 无下落,置肢体于 90°(或 45°)坚持 10 秒(0 分); 能抬起但不能坚持 10 秒,下落时不撞击床或其他支持物(1 分); 试图抵抗重力,但不能维持坐位 90°或仰卧位 45°(2 分); 不能抵抗重力,肢体快速下落(3 分); 无运动(4 分); 截肢或关节融合,解释:5a左上肢,5b 右上肢(9 分)	
	下肢: 无下落,于要求位置坚持 5秒(0 分); 5 秒末下落,不撞击床(1 分); 5 秒内下落到床上,可部分抵抗重力(2 分); 立即下落到床上,不能抵抗重力(3 分); 无运动(4 分); 截肢或关节融合,解释:6a左下肢,6b 右下肢(9 分)	

续表

项目	评分标准	得分
7. 肢体共济失调 目的是发现一侧小脑病变。检查时睁眼。若有视力障碍，应确保检查在无视野缺损中进行。进行双侧指鼻试验、跟-膝-胫试验，共济失调与无力明显不成比例时记分。若患者不能理解或肢体瘫痪不记分。盲人用伸展的上肢摸鼻。若为截肢或关节融合记9分，并解释	无共济失调(0分)； 一个肢体有(1分)； 两个肢体有，共济失调在右上肢 1＝有，2＝无(2分)； 截肢或关节融合，解释：左上肢 1＝有，2＝无(9分)； 截肢或关节融合，解释：右上肢 1＝有，2＝无(9分)； 截肢或关节融合，解释：左下肢 1＝有，2＝无(9分)； 截肢或关节融合，解释：右下肢 1＝有，2＝无(9分)	
8. 感觉 检查对针刺的感觉和表情，或意识障碍及失语者对有害刺激的躲避。只对与脑卒中有关的感觉缺失评分。偏身感觉丧失者需要精确检查，应测试身体多处〔上肢(不包括手)、下肢、躯干、面部〕，确定有无偏身感觉缺失。严重或完全的感觉缺失记2分。昏睡或失语者记1或0分。脑干卒中双侧感觉缺失记2分。无反应或四肢瘫痪者记2分。昏迷患者(1a＝3)记2分	正常(0分)； 轻度至中度感觉障碍(患者感觉针刺不尖锐或迟钝，或针刺感缺失但有触觉)(1分)； 重度感觉障碍至完全感觉缺失(面部、上肢、下肢无触觉)(2分)	

项目	评分标准	得分
9. 语言 命名、阅读测试。若视觉缺损干扰测试，可让患者识别放在手上的物品，重复和发音。气管插管者手写答案。昏迷者记3分。给恍惚或不合作者选择一个记分，但3分仅给不能说话且不能执行任何指令者	正常（0分）； 轻度至中度失语，流利程度和理解能力部分下降，但表达无明显受限（1分）； 严重失语，交流须通过患者破碎的语言表达，听者须推理、询问、猜测（2分）； 交流困难，不能说话或完全失语，无言语或听力理解能力（3分）	
10. 构音障碍 读或重复表上的单词。若有严重的失语，评估自发语言时发音的清晰度。若因气管插管或其他物理障碍不能讲话，记9分，同时注明原因。不要告诉患者为什么做测试	正常（0分）； 轻度至中度，至少有些发音不清，虽有困难但能被理解（1分）； 言语不清，不能被理解，但无失语或失音（2分）； 气管插管或其他物理障碍，解释（9分）	
11. 忽视 若患者严重视觉缺失影响双侧视觉的同时检查，皮肤刺激正常，记为正常。若失语，但确实表现为对双侧的注意，记分正常。视空间忽视或疾病失认也可认为是异常的证据	正常（0分）； 视、触、听、空间觉或个人的忽视，或对一种感觉双侧同时刺激忽视（1分）； 严重的偏侧忽视或一种以上的偏侧忽视，不认识自己的手，只能对一侧空间定位（2分）	
总得分		

注：NIHSS评分越高提示患者神经系统残损越严重。

表2-2　ASIA脊髓损伤程度量表

级别	临床表现
A 完全性损伤	骶段(S_4—S_5)无任何感觉或运动功能
B 不完全损伤	损伤平面以下包括骶段有感觉但无运动功能
C 不完全损伤	损伤平面以下存在运动功能，大部分关键肌肌力3级以下
D 不完全损伤	损伤平面以下存在运动功能，大部分关键肌肌力3级或以上
E 正常	感觉和运动功能正常

表2-3　Brunnstrom偏瘫功能障碍评估量表

分级	上肢	手	下肢
Ⅰ级	弛缓，无任何运动	弛缓，无任何运动	弛缓，无任何运动
Ⅱ级	出现痉挛；出现联合反应，不引起关节运动的随意肌收缩	出现轻微屈指动作	出现痉挛；出现联合反应，不引起关节运动的随意肌收缩
Ⅲ级	痉挛加剧，可随意引起共同运动或其成分	能全指屈曲，钩状抓握，但不能伸展，有时候可由反射引起伸展	痉挛加剧：1. 随意引起共同运动或其成分；2. 坐位和立位时髋、膝关节可屈曲

续表

分级	上肢	手	下肢
IV级	痉挛开始减弱，出现一些脱离共同运动模式的运动：1. 手能置于腰后；2. 上肢前屈90°（肘伸展）；3. 肩0°，屈肘90°前臂能旋前、旋后	能侧方抓握及拇指带动松开，手指能半随意，小范围伸展	痉挛开始减弱，开始脱离共同运动出现分离运动：1. 坐位，足跟触地，踝能背屈；2. 坐位，足可向后滑动，使其背屈大于0°
V级	痉挛减弱，共同运动进一步减弱，分离运动增强：1. 上肢外展90°（肘伸展，前臂旋前）；2. 上肢前平举并上举过头（肘伸展）；3. 肘呈伸展位，前臂能旋前、旋后	用手掌抓握，能握圆柱状及球，但不熟练；能随意全指伸开，但范围大小不等	痉挛减弱，共同运动进一步减弱，分离运动增强：1. 立位，髋伸展位能屈膝；2. 立位，膝伸直，足稍向前踏出，踝能背屈
VI级	痉挛基本消失，协调运动大致正常；5级动作的运动速度达健侧2/3以上	能进行各种抓握；全范围伸指；可进行单指活动，但比健侧稍差	协调运动大致正常。下述运动速度达健侧2/3以上：1. 立位，伸膝位髋外展；2. 坐位，髋交替内外旋，并伴有踝内外翻

注：此表虽然在对偏瘫患者的评估内容上没有上田敏和 Fugl-Meyer 功能障碍评定量表细化，但是在实际应用中可以通过它简单快速地粗选出能够参与团体运动训练的患者，然后再用 Fugl-Meyer 功能障碍评定量表对选出的患者进行功能障碍的精准评估。这样既提高了治疗师的工作效率又节约了患者的治疗时间，而且还符合评估即治疗的原则。

表 2 - 4　Glasgow 昏迷量表

项目			得分
睁眼（E）	4	有目的地和自发性地睁眼	
	3	口头命令睁眼	
	2	疼痛刺激睁眼	
	1	无反应	
语言反应（V）	5	定向和对答	
	4	应答错误	
	3	言语错乱	
	2	含混的发音	
	1	无反应	
运动（M）	6	按指令完成 2 次不同动作	
	5	施加刺激时，可定位出疼痛位置：给疼痛刺激时，患者能移动肢体尝试去除刺激，疼痛刺激以"压眶上神经"为金标准	
	4	对疼痛刺激有反应，肢体会回缩	
	3	对疼痛刺激有反应，肢体会弯曲，呈"去皮质强直"姿势	
	2	对疼痛刺激有反应，肢体会伸直，呈"去脑强直"姿势	
	1	无任何反应	
总分			
评估人			

注：量表最高分是 15 分，最低分是 3 分，分数越高表明患者意识状态越好。≥13 分为轻度损伤，9 ~ 12 分为重度损伤，≤8 分为严重损伤。

3. 局部功能评估（二级）

根据一级评估结果进行初筛，排除意识障碍（GCS < 13 分）、认知功能障碍（MMSE：文盲≤17 分，小学≤20 分，初中及以上≤24 分；MoCA：< 26 分）患者。将神经残损程

度相近的患者大致分组，人数不受限制。随后根据患者肢体运动功能障碍、手功能障碍、言语障碍、心理障碍再进一步行局部功能评估（二级）。

（1）肢体运动功能障碍　Fugl-Meyer肢体运动功能评定量表（Fugl-Meyer assessment，FMA）（下肢）、Fugl–Meyer肢体运动功能评定量表（上肢）见表2－5、表2－6。

表2－5　Fugl-Meyer肢体运动功能评定量表（下肢）

项目	得分			评估时间		
	0分	1分	2分	日期	日期	日期
仰卧位						
1. 有无反射活动						
跟腱反射	无反射活动		有反射活动			
膝腱反射	无反射活动		有反射活动			
2. 屈肌协同运动						
髋关节屈曲	不能进行	部分进行	充分进行			
膝关节屈曲	不能进行	部分进行	充分进行			
踝关节背屈	不能进行	部分进行	充分进行			
3. 伸肌协同运动						
髋关节伸展	没有运动	微弱运动	几乎与对侧相同			
髋关节内收	没有运动	微弱运动	几乎与对侧相同			
膝关节伸展	没有运动	微弱运动	几乎与对侧相同			
踝关节跖屈	没有运动	微弱运动	几乎与对侧相同			
坐位						

续表

项目	得分			评估时间		
	0分	1分	2分	日期	日期	日期
4. 伴有协同运动的活动						
膝关节屈曲	无主动运动	膝关节能从微伸位屈曲，但屈曲 <90°	屈曲 >90°			
踝关节背屈	不能主动背屈	主动背屈不完全	正常背屈			
站位						
5. 脱离协同运动的活动						
膝关节屈曲	在髋关节伸展位时不能屈膝	髋关节 0° 时膝关节能屈曲，但 <90°，或进行时髋关节屈曲	能自如运动			
踝关节背屈	不能主动活动	能部分背屈	能充分背屈			
仰卧位						
6. 反射亢进						
查跟腱、膝和膝屈肌3种反射	2～3个明显亢进	1个反射亢进或至少2个反射活跃	活跃的反射 ≤1个且无反射亢进			
7. 协调能力和速度（跟－膝－胫试验，快速连续做5次）						
震颤	明显震颤	轻度震颤	无震颤			
辨距障碍	明显不规则的辨距障碍	轻度规则的辨距障碍	无辨距障碍			
速度	比健侧长6秒	比健侧长2～5秒	比健侧长2秒			

表2－6 Fugl-Meyer 肢体运动功能评定量表（上肢）

项目	得分			评估时间		
	0 分	1 分	2 分	日期	日期	日期
坐位与仰卧位						
1. 有无反射活动						
肱二头肌	不引起反射活动		能引起反射活动			
肱三头肌	不引起反射活动		能引起反射活动			
2. 屈肌协同运动						
肩上提	完全不能进行	部分完成	无停顿地充分完成			
肩后缩	完全不能进行	部分完成	无停顿地充分完成			
肩外展 ≥ 90°	完全不能进行	部分完成	无停顿地充分完成			
肩外旋	完全不能进行	部分完成	无停顿地充分完成			
肘屈曲	完全不能进行	部分完成	无停顿地充分完成			
前臂旋后	完全不能进行	部分完成	无停顿地充分完成			
3. 伸肌协同运动						
肩内收、内旋	完全不能进行	部分完成	无停顿地充分完成			
肘伸展	完全不能进行	部分完成	无停顿地充分完成			

续表

项目	得分			评估时间		
	0分	1分	2分	日期	日期	日期
前臂旋前	完全不能进行	部分完成	无停顿地充分完成			
4. 伴有协同运动的活动						
手触腰椎	没有明显活动	手仅可向后越过髂前上棘	能顺利进行			
肩关节屈曲90°，肘关节伸直	开始时手臂立即外展或肘关节屈曲	在接近规定位置时肩关节外展或肘关节屈曲	能顺利充分完成			
肩0°，肘屈90°，前臂旋前、旋后	不能屈肘或前臂不能旋前	肩、肘位正确，基本上能旋前、旋后	能顺利完成			
5. 脱离协同运动的活动						
肩关节外展90°，肘伸直，前臂旋前	开始时肘就屈曲，前臂偏离方向，不能旋前	可部分完成此动作，或在活动时肘关节屈曲，或前臂不能旋前	能顺利完成			
肩关节前屈举臂过头，肘伸直，前臂中立位	开始时肘关节屈曲或肩关节发生外展	肩屈曲中途肘关节屈曲、肩关节外展	能顺利完成			

续表

项目	得分			评估时间		
	0分	1分	2分	日期	日期	日期
肩关节屈曲30°～90°，肘伸直，前臂旋前旋后	前臂旋前、旋后完全不能进行或肩肘位置不正确	肩、肘位置正确，基本上能完成旋前旋后	能顺利完成			
6. 反射亢进						
检查肱二头肌、肱三头肌和指屈肌3种反射	至少2～3个反射明显亢进	1个反射明显亢进或至少2个反射活跃	活跃反射≤1个，且无反射亢进			
7. 腕稳定性						
肩0°，肘屈90°时，腕背屈	不能背屈腕关节达15°	可完成腕背屈，但不能抗拒阻力	施加轻微阻力仍可保持腕背屈			
肩0°，肘屈90°，腕屈伸	不能随意屈伸	不能在全关节范围内主动活动腕关节	能平滑地、不停顿地进行			
8. 肘伸直，肩前屈30°时						
腕背屈	不能背屈腕关节达15°	可完成腕背屈，但不能抗拒阻力	施加轻微阻力仍可保持腕背屈			
腕屈伸	不能随意屈伸	不能在全关节范围内主动活动腕关节	能平滑地不停顿地进行			
腕环形运动	不能进行	活动费力或不完全	正常完成			

续表

项目	得分			评估时间		
	0分	1分	2分	日期	日期	日期
9. 手指						
屈曲	不能屈曲	能屈曲但不充分	能完全主动屈曲			
伸展	不能伸展	能放松主动屈曲的手指	能完全主动伸展			
钩状抓握	不能保持要求位置	握力微弱	能抵抗相当大的阻力			
侧捏	不能进行	能用拇指捏住 1 张纸，但不能抵抗拉力	可牢牢捏住 1 张纸			
对捏（拇、示指可夹住 1 支铅笔）	完全不能	捏力微弱	能抵抗相当大的阻力			
圆柱状抓握	不能保持要求位置	握力微弱	能抵抗相当大的阻力			
球形抓握	不能保持要求位置	握力微弱	能抵抗相当大的阻力			
10. 协调能力与速度（手指指鼻试验连续 5 次）						
震颤	明显震颤	轻度震颤	无震颤			
辨距障碍	明显的或不规则的辨距障碍	轻度的或规则的辨距障碍	无辨距障碍			
速度	较健侧长 6 秒	较健侧长 2~5 秒	两侧差别 <2 秒			

（2）手功能障碍患者 偏瘫手功能分级见表2-7。

表2-7 手功能分级

序号	检查动作		结果（能/不能）
1	用剪刀剪信封：信封放在桌上。用健手把患手放到信封上，用健手使用剪刀	健手 患手	
2	从钱包里拿出硬币：用患手拿着钱包，用健手拿出硬币	健手 患手	
3	打伞：将伞撑开，连续10秒以上垂直支撑	患手	
4	剪健侧指甲：用患手拿着未加特别改造的大指甲剪剪健手指甲	健手 患手	
5	系健侧袖口的扣子：将衬衣的一只袖子穿在健侧的上肢上，用患手系上袖口的扣子	健手 患手	

注：
废用手：不能做任意一个动作；辅助手C：可完成一个动作；辅助手B：可完成两个动作；辅助手A：可完成三个动作；实用手B：可完成四个动作；实用手A：可完成五个动作。

（3）言语障碍患者　失语症严重程度的评定见表2-8。

表2-8　波士顿诊断性失语症测验（BDAE）

患者状况	评级标准
无有意义的言语或听觉理解能力	0级
言语交流中有不连续的言语表达，但大部分需要听者去推测、询问和猜测；可交流的信息范围有限，听者在言语交流中感到困难	1级
在听者的帮助下，可能进行熟悉话题的交谈；但对陌生话题常常不能表达出自己的思想，使患者与检查者都感到进行言语交流有困难	2级
在仅需少量帮助下或无帮助下，患者可以讨论几乎所有的日常问题；但由于言语和（或）理解能力的减弱，某些谈话出现困难或不大可能	3级
言语流利，可观察到有理解障碍，但思想和言语表达尚无明显限制	4级
有极少的可分辨得出的言语障碍，患者主观上可能感到有点困难，但听者不一定能明显觉察到	5级

（4）心理障碍患者　焦虑自评量表（SAS）和抑郁自评量表（SDS）见表2-9、表2-10。

表2-9　焦虑自评量表

评定条目	很少有	有时有	大部分时间有	绝大部分时间有
1. 我感到比往常更加神经过敏和焦虑				
2. 我无缘无故感到担心				
3. 我容易心烦意乱和恐惧				

续表

评定条目	很少有	有时有	大部分时间有	绝大部分时间有
4. 我觉得我可能将要发疯				
5. 我感到事事都很顺利，不会有倒霉的事情发生 *				
6. 我的四肢抖动和震颤				
7. 我因头痛、颈痛和背痛而烦恼				
8. 我感到无力或疲劳				
9. 我感到很平静，能安静坐下来 *				
10. 我感到我的心跳较快				
11. 我因阵阵的眩晕而不舒服				
12. 我有阵阵要昏倒的感觉				
13. 我呼气和吸气都不费力 *				
14. 我的手指和脚趾感到麻木和刺痛				
15. 我因胃痛和消化不良而苦恼				
16. 我时常要小便				
17. 我的手总是温暖而干燥的 *				
18. 我总觉得脸发热、发红				
19. 我容易入睡，晚上休息很好 *				
20. 我做噩梦				

注：20 个条目分为正向计分题和反向计分题。其中正向计分题为第 1、2、3、4、6、7、8、10、11、12、14、15、16、18、20 条，分别按 1、2、3、4 分计分；第 5、9、13、17、19 条为反向计分题，分别按 4、3、2、1 分计分。所得总分乘以 1.25 取整数，即得标准分。分值越小越好。分界值为 50 分，50～59 分为轻度焦虑，60～69 分为中度焦虑，70 分及以上为重度焦虑。

表 2 - 10　抑郁自评量表

评定条目	很少有	有时有	大部分时间有	绝大部分时间有
1. 我觉得闷闷不乐，情绪低沉				
2. 我觉得一天之中早晨最好 *				
3. 我一阵阵哭出来或想哭				
4. 我晚上睡眠不好				
5. 我吃得和平时一样多 *				
6. 我和异性接触时和往常一样感到愉快 *				
7. 我发觉我的体重在下降				
8. 我有便秘的苦恼				
9. 我心跳比平时快				
10. 我无缘无故感到疲乏				
11. 我的头脑和平时一样清楚 *				
12. 我觉得经常做的事情并没有困难 *				
13. 我觉得不安而安静不下来				
14. 我对将来抱有希望 *				
15. 我比平常容易激动				
16. 我觉得做出决定是容易的 *				
17. 我觉得自己是个有用的人，有人需要我 *				
18. 我的生活很有意思 *				

评定条目	很少有	有时有	大部分时间有	绝大部分时间有
19. 我认为如果我死了别人会生活得更好些				
20. 平时感兴趣的事我仍然照样感兴趣＊				

注：20个条目分为正向计分题和反向计分题。其中正向计分题为第1、3、4、7、8、9、10、13、15、19条，分别按1、2、3、4分计分；第2、5、6、11、12、14、16、17、18、20条为反向计分题，分别按4、3、2、1分计分。所得总分乘以1.25取整数，即得标准分。分值越小越好。分界值为50分，即50分以上为抑郁状态。

4. 个性化功能评估（三级）

根据二级评估结果，将评分在同一档（即功能相近）的3～8名患者分为一组，并进一步进行个性化功能评估（三级）。通过分析引发功能障碍的原因，进一步精准评估康复治疗个体的功能，以此为依据设定及调整康复计划。

（1）平衡障碍患者　进一步行单腿支撑能力、步行速度、步态分析、运动控制、转弯、上下楼梯、10m步行速度测定，以及起立－行走计时测试（TUG）等。

（2）手功能障碍患者　进一步测定手灵巧度、日常生活动作完成时间、活动中附加的运动如震颤、不协调运动的分布，以及加拿大作业活动表现测量（the Canadian occupational performance measure，COPM）量表评估等。

（3）言语功能障碍患者　进一步行汉语失语成套测验（ABC）表评估患者谈话、理解、复述、命名、阅读、书写、结构和视空间、运用、计算等9部分内容。

(4)心理障碍患者　进一步行汉密尔顿抑郁量表(Hamilton depression scale，HAMD)评估。

5. 综合功能评估(三级)

最终对患者行综合功能评估(三级)，包括平衡功能的评估，日常生活活动能力、自理能力的评估，可使用 Berg 平衡量表、功能独立性评定量表(FIM)、改良 Rankin 量表等(表2-11至表2-13)。

表2-11　Berg 平衡量表

评定项目	体位	指示语	评分标准
坐位起立	坐位，高度为45cm	请起立，尽量不用手帮助	4分：能站起，不用手，不用任何帮助； 3分：起立时用手帮助，不用他人帮助； 2分：用手帮助且试几次才能站起； 1分：起立或站稳时需要很小的帮助； 0分：起立时需要很多帮助
独立站位	站立	请站立2分钟，不要扶持任何物体	4分：能安全站立2分钟； 3分：能站立2分钟，但需要监督； 2分：能独立站位30秒； 1分：需要试几次才能独立站位30秒； 0分：不能独立站立30秒
独立坐位	无支撑坐位，双足放在地面上	双上肢交叉，保持坐位2分钟	4分：能安全地保持坐位2分钟； 3分：能坐2分钟，需要监督； 2分：能坐30秒； 1分：能坐10秒； 0分：不能保持独立坐位10秒

续表

评定项目	体位	指示语	评分标准
站位坐下	站立	请坐下	4分：能安全坐下，仅用手稍微帮助； 3分：坐下过程用手控制身体下降； 2分：用下肢后面抵住椅子控制身体下降； 1分：能独立完成坐下动作，但身体下降过程失控； 0分：坐下动作需要帮助
移动	坐在椅子上	请坐到床上，再坐回到椅子上	4分：可安全移动，仅需要手稍微帮助； 3分：可安全移动，但一定需要手帮助； 2分：可完成移动，需要语言提示和(或)监督； 1分：需要1个人帮助完成； 0分：需要2个人帮助完成
闭眼独立站位	站立	闭眼，尽量站稳保持10秒	4分：能安全站立10秒； 3分：在监督下能安全站立10秒； 2分：能站立3秒； 1分：不能闭眼站立3秒，但能站稳； 0分：需要帮助防止摔倒
并足独立站立	站立	请双足并拢站稳，不要扶持任何物体	4分：能独立将双足并拢，安全站立1分钟； 3分：能独立将双足并拢，在监督下站立1分钟； 2分：能独立将双足并拢，但不能保持30秒； 1分：需要帮助才能达到双足并拢体位，但此体位可维持15秒； 0分：需要帮助才能达到双足并拢体位，但此体位不能维持15秒

续表

评定项目	体位	指示语	评分标准
上肢前伸	靠墙站立，一侧上肢屈曲90°，手指伸直	手指尽量前伸（用尺子测试距离）	4分：能安全地前伸大于 10 英寸（约25.4cm）； 3分：能安全地前伸大于 5 英寸（约12.7cm）； 2分：能安全地前伸大于 2 英寸（约5.1cm）； 1分：能前伸，但需要监督； 0分：前伸时需要帮助以防摔倒
从地面拾物	站立	请将你脚前的物体拾起	4分：能轻松且安全地将物体拾起； 3分：能将物体拾起，但需要监督； 2分：不能将物体拾起，手距物体 2～5cm，能独立保持平衡； 1分：不能将物体拾起，试图做拾物动作时需要监督； 0分：在尝试做拾物动作时需要帮助以防摔倒
转体从肩上向后看	站立	请转体从肩上向后看，先向左，再向右	4分：双侧均可向后看，且重心转移良好； 3分：仅一侧可向后看，另一侧重心转移不好； 2分：仅转向侧方，能保持平衡； 1分：转体时需要监督； 0分：需要帮助以防摔倒
转体360°	站立	请原地转一圈，停一会儿，再向相反方向转一圈	4分：能安全转体 360°，每个方向转圈时间在 4 秒以内； 3分：单方向转圈在 4 秒以内； 2分：能转体 360°，速度较慢； 1分：需要监督或语言提示； 0分：转体时需帮助

续表

评定项目	体位	指示语	评分标准
踏台阶	站立在台阶前	请将一脚放在台阶上后放回地面，再换另一侧，双足交替中间不能停顿，每侧4次	4分：能安全站立并在20秒内完成8次踏台阶； 3分：能独立安全地完成8次踏台阶，但时间超过20秒； 2分：无帮助下完成4次踏台阶，需要监督； 1分：稍微帮助可完成2次以上踏台阶； 0分：需要帮助以防摔倒或不能尝试此动作
双足前后位站立	站立	为患者演示，将双足置于踵趾位或指导患者前足跟移至后足脚尖之前	4分：能独立放置踵趾位，并保持30秒； 3分：能独立将一足置于另一足之前，保持30秒； 2分：能迈一小步并保持30秒； 1分：迈步需要帮助，但能保持前后位站立15秒； 0分：迈步或站立时失去平衡
单脚站立	站立	请尽可能长地保持单脚站立，不要扶持任何物体	4分：能独立抬起一侧下肢，并保持10秒以上； 3分：能独立抬起一侧下肢，保持5~10秒； 2分：能独立抬起一侧下肢，保持3秒以上； 1分：能尝试抬起一侧下肢，不能保持3秒，但能独立保持站立； 0分：不能尝试此动作

注：0~20分提示平衡功能差，患者需乘坐轮椅；21~40分提示有一定的平衡能力，辅助下步行；41~56分说明平衡功能较好，患者可独立步行。

表 2-12　功能独立性评定量表

项目				得分
运动功能	自理能力	1	进食	
		2	梳洗修饰	
		3	洗澡	
		4	穿裤子	
		5	穿上衣	
		6	上厕所	
	括约肌控制	7	膀胱管理	
		8	直肠管理	
	转移	9	床、椅、轮椅间	
		10	如厕	
		11	盆浴或淋浴	
	行走	12	步行或轮椅	
		13	上下楼梯	
	运动功能总得分			
认知功能	交流	14	理解	
		15	表达	
	社会认知	16	社会交往	
		17	解决问题	
		18	记忆	
	认知功能总得分			
FIM 总分				
评估人				

注：功能水平和评分标准如下。

1. 独立，即活动中不需他人帮助。

（1）完全独立（7分）　构成活动的所有项目均能规范、完全地完成，不需修改和辅助设备或用品，并在合理的时间内完成。

（2）有条件的独立（6分）　具有下列一项或几项：活动中需要辅

助设备，活动需要比正常长的时间，有安全方面的考虑。

2. 依赖，即为了进行活动，患者需要另一个人予以监护或身体的接触性帮助，或者不进行活动。

（1）有条件的依赖　患者付出50%或更多的努力，其所需的辅助水平如下：

①监护和准备（5分）：患者所需的帮助只限于备用、提示或劝告，帮助者和患者之间没有身体的接触或帮助者仅需要帮助准备必需用品，或帮助戴上矫形器。

②少量身体接触的帮助（4分）：患者所需的帮助只限于轻轻接触，自己能付出75%或以上的努力。

③中度身体接触的帮助（3分）：患者需要中度的帮助，自己能付出50%～75%的努力。

（2）完全依赖　患者需要一半以上的帮助或完全依赖他人，否则活动就不能进行。

①大量身体接触的帮助（2分）：患者付出的努力小于50%，但大于25%。

②完全依赖（1分）：患者付出的努力小于25%。

FIM的最高分为126分（运动功能评分91分，认知功能评分35分），最低分18分。126分为完全独立，108～125分为基本独立，90～107分为有条件的独立或极轻度依赖，72～89分为轻度依赖，54～71分为中度依赖，36～53分为重度依赖，19～35分为极重度依赖，18分为完全依赖。

表 2-13　改良 Rankin 量表

患者状况	评分标准
完全无症状	0
尽管有症状，但无明显功能障碍，能完成所有日常工作并正常生活	1
轻度残疾，不能完成病前所有活动，但不需帮助能照料自己的日常事务	2
中度残疾，需少量帮助，但能独立行走	3
中重度残疾，不能独立行走，日常生活需别人帮助	4
重度残疾，卧床，二便失禁，日常生活完全依赖他人	5

(三)训练小组成员

1. 康复医生

康复医生的主要任务为评估功能,通过活动前访谈获取患者的基本资料、习惯、兴趣、职业,并以此为基础进行团体治疗实施步骤等的设计,确定不同患者的训练活动设计及调适,并应对团体训练过程中的临床突发状况。

2. 康复治疗师

康复治疗师负责团体活动的场地安排、活动时间安排及患者治疗时间调整等,并在团体训练过程中进行操作示范,以及给予患者鼓励性引导、提醒纠正、康复指导建议。

3. 责任护士

责任护士的主要任务为提供入院后常规康复护理相关知识宣教,告知患者及家属团体训练的目的、实施方法、优势及训练中的注意事项,并取得患者及家属知情同意。

4. 3~8名功能相近的患者(包括患者家属)

患者应配合训练过程中的治疗康复指导,并模拟治疗师动作进行训练,基于团体的情感支持进行良性互动、互相陪伴、互相激励、互相督促。

(四)训练目标

1. 短期目标

根据组内患者的最终目标将过程拆分为若干阶段并依此逐次设定每一过程的具体的目标。根据患者具体情况选择各种形式的训练课题,设定可能达到的水平及预测所需的时间,即把功能提高一个阶段作为短期目标。

2. 长期目标

(1)轻度功能障碍患者 较好地改善肢体运动功能、日常生活能力，改善语言和心理障碍，适应职业需要，回归社会。

（2）中度功能障碍患者　发挥残存能力及改善功能，日常生活实现自理，交流基本自如，适应社区内交流需要。

（3）重度功能障碍患者　尽可能利用残存功能和代偿方法进行日常生活，减轻家庭介助，进行简单的日常交流，改善焦虑、抑郁症状，回归家庭。

（五）训练计划

1. PT、OT 团体康复训练

（1）障碍较轻者

患者选择：选择康复评定 FMA≥54 分、Berg 平衡功能评定≥20 分的患者入组，以主动参与为主。活动的重点为逐渐减少辅助，以引导、监督和保护为主，给患者更多的机会主动参与训练，提高患者的运动功能和自理能力。

训练内容及形式：

①功能训练小组：通过小组讨论激发患者自理欲望，编制日常作息表，改掉吸烟、饮酒、熬夜等不良习惯，建立健康的生活模式。开展洗漱、吃饭、穿衣、转移、上肢功能、步行训练，团体以 5～8 人为宜。一般由治疗师演示操作，患者复述整个过程，而后 2 人一个互助小组，一人演示，另一人观察，观察者需要及时给予最少量的帮助。

②文娱治疗小组：根据患者功能情况合理分工或利用部分辅助和代偿的方式演奏某种乐器或完成一个作品。如音乐律动小组，根据患者训练目的选择呼吸训练的演奏乐器、抓握训练的手持乐器、情绪宣泄的打击乐器等，同时

利用高低、远近的不同来调节完成的难易度。手工制作小组同样会根据能力不同而选择合适的工具和不同的参与步骤。治疗师和陪护人员实时关注患者表现，适时给予牵伸或辅助患者顺利完成。

③知识课堂：治疗师以讲座、知识问答、技能竞赛等形式，帮助患者建立按时服药、合理饮食、定时作息的良好习惯，指导患者自我训练的方法，并发放训练记录单。

项目①~③为每周训练 1 次，每次 30 分钟。

④医疗体操小组：进行自编的偏瘫患者医疗体操训练，每次 10 分钟，每周 2~3 次。

团体康复训练每次训练的内容为①~③中的一项加上④。各组患者训练强度及难度遵循循序渐进原则，并且根据患者病情及疲劳程度调整训练计划。治疗师根据患者在团体康复训练中的积极性、活动参与度和完成情况，可以通过发放代币、课程结业证书，以及评选训练明星等正反馈方式强化训练动机，增加患者的兴趣和参与度。

（2）障碍较重者

患者选择：选择康复评定 FMA < 54 分、Berg 平衡功能评定 < 20 分的患者，入组后也是主动参与为主。活动的重点为逐渐减少辅助，以引导、监督和保护为主，给患者更多的机会主动参与训练，提高患者的运动功能和自理能力。

内容及形式：

①功能训练小组：通过小组讨论（家属可参与），分析目前仍不能独立翻身、坐起、坐位平衡能力差及不能独立完成坐－立转换的原因，激发患者的运动欲望。编制空余时间自我训练表，掌握正确的良肢位摆放、独立翻身、桥

式运动、坐起、坐位静动态平衡训练及坐 - 立动作转换的运动技巧。在站立架前训练时，治疗师指导患者行相同内容的上肢作业活动，先以健手带动患手进行推磨砂板、堆积木、插木钉、数字拼图、拧螺丝等训练，逐步过渡到患手单一训练；指导穿脱衣服、进食、洗漱等日常生活能力训练。以 4~8 人一组为宜。一般由治疗师演示操作，完成运动较好的患者复述并展示整个作业过程，而后 2 人一个互助小组，一人演示，另一人观察，观察者需要及时给予最少量的帮助。

②开展文娱治疗小组、知识课堂，绝大多数患者基本乘坐轮椅，参与方式基本同上。

2. 团体言语训练

团体言语训练可以提供一个接近自然的社会交往环境，有利于患者调整社会适应能力，为其回归社交做准备。训练中选择的课题应为成功率70%～90%水平的。

（1）BDAE 分级 1 级患者　重度失语患者主要通过是非回答、手势反应、指点动作、视觉动作、书写训练、交流板应用等进行训练，在治疗师指导下进行口、唇、舌的运动训练及单字、单词、单句逐步发音训练。通过利用强的听觉刺激，给予适当的、多途径的语言刺激，反复利用感觉刺激（实物、触觉、嗅觉等同时给予），引出正确的反应，给予正确反应的强化及矫正刺激。书写训练也能帮助重度失语症患者增加沟通手段。例如：命名障碍而听理解相对好的命名性失语者，治疗师将练习命名的目标词夹塞在一系列的单词中进行听觉刺激后，诱使患者将以前不能呼名的目标词呼出，此为正确反应。对保留了朗读和单词临摹功能的混合性失语患者，以单词的抄写和朗读为前刺激，然后逐次进行去除呼名→复述→听写的语言形式的阻断。因多种功能的参与，所达效果好，且维持的时间长。

（2）BDAE分级2～3级患者　中度失语患者主要以阅读理解（字图匹配、执行文字命令、选词填空）、朗读、听写、口语表达训练（复述动作或事物描述）、书写训练为主，改善患者的听理解及自发性语言的流畅度。可在治疗师引导下做音律、言语表达团体练习，行打招呼、数字接龙、猜图片、命名、朗读、玩扑克、唱歌、你说我做等训练。具体治疗方法包括：自我介绍；按规则设定完成数字接龙；描述图片内容让其他成员说出答案；选取10张常见物品卡片，抢答物品名称（家属不参与抢答）；读出图卡上的字或词、古诗、顺口溜等；每人5张牌，设定一个数值，两人一组选择手中扑克牌使其数字相加得出该数值；唱歌；你说我做；角色扮演；话题探讨；观看视频讲述观后感；击鼓传球。

（3）BDAE分级4～5级患者　轻度失语患者旨在提高词语提取力，以及沟通信息量与有效性。增加功能化交流和丰富语言行为的多样性。方法同上2～3级。

3. 团体心理训练

患者选择：选取汉密尔顿抑郁量表＞20分者。基于生物－心理－社会角度，对患者进行一系列心理障碍干预治疗以提高其心理健康水平。治疗师做"怎样有效率地应对疾病压力"的心理辅导讲座，帮助患者树立战胜疾病的信心。由康复效果好的患者带动心理素质较差的患者，互相分享康复经验，纠正不正确的认知行为。一起听舒缓音乐，放松心情。帮助患者调整心理状态，使其理性接受患病事实，减轻恐惧。帮助患者寻找生存的目的，建立生活的信心。帮助患者认识到自身的价值，对家庭其他成员的重要性。协助患者有效控制自我，充分发挥患者自己的决策权，激发患者的自我承担意识。改善患者焦虑、自卑、抑郁、愤怒、绝望等心理障碍。每周1次，每次90分钟。

4. 训练前后效果评估

训练前、训练后4周行量表评估(量表见训练前评估)。主要评估患者肢体运动功能、手功能、平衡功能、步行速度、日常生活能力、言语及心理障碍较训练前有无改善。评估患者及家属住院满意度情况。既往研究表明团体康复的运用使患者运动功能、日常生活能力、言语功能及心理障碍方面均有所改善，但临床疗效有待大样本量长期随访结果证实。

参考文献

[1] 徐良雄，石聿树，熊昌娥，等. 认知行为团体治疗对广泛性焦虑障碍患者生活质量改善作用[J]. 中国健康心理学杂志，2020，28(4)：486－489.

[2] 张丽，刘晓丹，薛炘，等. 团体认知行为的作业训练对脑卒中后认知障碍的效果[J]. 中国康复理论与实践，2019，25(9)：1070－1074.

[3] ZANCA J M, DIJKERS M P, HSIEH C H, et al. Group therapy utilization in inpatient spinal cord injury rehabilitation[J]. Arch Phys Med Rehabil, 2013, 94(4 Suppl)：

S145 – S153.

［4］ALLEN K D, BONGIORNI D, BOSWORTH H B, et al. Group Versus Individual Physical Therapy for Veterans With Knee Osteoarthritis：Randomized Clinical Trial［J］. Phys Ther, 2016, 96(5)：597 – 608.

［5］LUNDQVIST A, GRUNDSTRÖM K, SAMUELSSON K, et al. Computerized training of working memory in a group of patients suffering from acquired brain injury［J］. Brain Inj, 2010, 24(10)：1173 – 1183.

［6］游菲, 王鹂, 马朝, 等. 小组模式康复训练对脑卒中偏瘫患者上肢功能和手功能的影响［J］. 中华物理医学与康复杂志, 2015, 37(8)：593 – 596.

第三章

团体康复训练的原理

一、团体康复训练的原理

团体康复训练是根据患者功能障碍的类型与程度设立组别，从而有针对性地制订康复目标，设计康复方案，选择相应康复训练的措施与器材，有计划、有步骤地确定具体的训练方法及组织形式，并在同一时间对该组患者进行干预。其基本的作用机制并不依赖于治疗师提供的指导，而是通过个体间的互动对其适应不良的行为进行矫正，从而实现治疗目标。

二、团体训练与个体训练的异同

团体是指为实现特定的共同目标或满足某种利益需要而组成的相对独立的社会成员系统，对应不同的人群数量。研究表明，团体训练和个体训练均对患者有显著的治疗效果，而两者实现治疗目标的途径不同：个体训练侧重于纵向探索，挖掘个体深层的潜意识和潜在能力，从而进行有针对性的训练干预，主要以一对一的形式进行；而团体训练则为横向干预，更聚焦于人际关系，促使个体在训练中进行观察、体验、学习，更好地促使患者学习新的态度和行为方式，通常采用小组形式。相较于个体训练，团体训练将团体视为一个有机整体，并在这种整体水平上探求团体行为或人的社会行为的潜在动力，通过患者间的互动提供了更多的治疗可能性。以下将针对这两种不同训练形式进行进一步探讨比较。

1. 患者参与度不同

个体训练是相对单一的训练过程，其反馈仅限于治疗师与患者之间的相互交流。当患者无法充分完成治疗师实施的训练任务时，部分患者可能会对康复训练产生抵触，因此在调动患者主动参与方面具有一定局限性。而团体训练遵循人本主义心理学原理，将同组患者紧密连接，除治疗师与患者间的相互反馈外，增加了患者之间的互动交流。团体训练有助于团体发展建设性动力，成员间互相支持、集思广益，能够增加成员对自我潜能的发现，促使自我中心的人产生更多的关心他人等利他行为。此外，患者分享共同体验，尤其是当团体中的某位成员在训练过程中取得成功时，可在一定程度上促进其他成员重塑希望，调动患者主动训练、模仿，而过程中获得进步的学员反过来又能成为别人的榜样，形成成员间成长进步的良性循环。

2. 训练节奏不同

个体训练的训练节奏、进程单纯取决于患者的功能需求，需要治疗师完全根据患者自身的功能障碍调整训练节奏，具有针对性，也更容易建立和谐的医患关系。团体训练则关注同组患者普遍存在的障碍，根据患者间的共性问题，设置适合同组人员的治疗节奏及治疗方案，更具普遍性。

3. 介入时期不同

个体训练通常于患者发病早期介入，指南推荐患者病情稳定后针对个人存在的功能障碍尽早进行康复干预，有益于改善患者预后。而团体训练更适用于患者恢复期，在该时期内患者具有一定功能基础与治疗经验，此时团体训练的介入可达到事半功倍的效果。

4. 经济效益不同

个体训练是治疗师与患者一对一进行康复指导，虽患者可以获得高频高质的训练，但治疗时间有限，治疗成本相对较高。而团体训练通常由一名治疗师对至少两名的团体成员进行训练指导，实现了一次治疗即可对多名患者有所关注与帮助，极大限度地提高了治疗效率。且相较于一对一的个体训练，团体训练不仅有着明显的价格优势，且保证了治疗时间，使训练时长得到了一定的延长。此外，团体训练鼓励患者之间相互支持、共同探寻问题的解决之道，降低了治疗师的工作强度，节省了治疗时间与人力，可缓解我国治疗师人员短缺所带来的供需失衡状况，具有更高的经济效益。

5. 患者情感支持不同

个体训练时，患者对治疗师的依赖性较强，治疗师的技术在一定程度上影响患者的功能预后情况。且多数患者进入恢复期时功能状态会出现瓶颈，由于缺少与其他患者的交流机会，在应对该类情况时易出现负面情绪，影响康复治疗效果。而团体训练中，治疗团体能够传达"问题具有普遍性"的理念，通过感情共享实现成员间的紧密联系，这种团体归属感会使患者产生信任—自我探索—共情—接纳—信任的积极的自我强化的良性循环，而这种积极的情感体验能够调动大脑记忆库中更多的资源和能力，增强患者自我效能感，在一定程度上加速康复进程。

6. 创新性不同

个体训练主要通过患者的病情、年龄、性别、兴趣、文化、康复目标等因素进行个性化方案的制订，创新性仅限于治疗师制订的干预方案，并未将患者层面的创新性考虑在内。而团体训练中，除治疗师制订的康复训练计划外，由于团体成员较多，成员间交流时思维间的碰撞可以创造出多元的方案，且更贴近患者自身兴趣，受众也更广。

三、团体训练的疗效因子

团体训练之所以能够产生一定的治疗作用，与团体心理治疗自身的特点有一定的关系。治疗性的改变是一个非常复杂的过程，它是伴随人类各种体验的复杂的相互作用产生的。这种相互作用被称为疗效因子(therapeutic factor)。一般认为，团体训练的作用机制可从以下方面说明：

1. 希望重塑

既往研究证实，患者治疗前的高度期待与其预后之间存在显著的相关性。"希望"可以改善团体舒适性，增强团体间联系并缓解轻微不适。在团体训练实施过程中，治疗师须尽一切努力帮助患者建立信心，引导患者想象积极的画面时能减轻其消极情绪，使其积极调整心理、改善行为。

2. 普同性

团体训练能够传达问题具有普遍性的理念，即普同性。

多数患者常认为自己的问题是独一的，会因自身抱有某种恐怖的、不能被他人接受的问题、想法而深感无力和消极。而团体训练可让患者意识到自身问题具有普遍性，尤其是治疗早期，在对团体某一患者的独特性进行肯定的同时，表示其他患者也有相同的困扰，能在一定程度上缓解其心理压力。

3. 人际学习

人际学习是一个复杂的疗效因子。团体如同社会的缩影，经过较长时间团体训练的患者会得到高度成熟的社交技巧，学会如何有效地回应他人。这些技巧对团体成员将来的社会互动有很大的帮助。同时，通过成员间的相互观察、讨论、反馈，也能促使成员从一个新的视角来认识自己，从而激发成员自我改变的愿望。

4. 团体凝聚力

团体凝聚力指的是一个团体对其成员的吸引力，成员间的关系和成员与治疗师之间的关系都对其有影响。团体凝聚力对成员的组内感受、团体归属感、团体价值感至关重要。良好的团体凝聚力有助于提升患者受尊重感，在接纳及理解的环境里，患者会更愿意表达自己、探索自己，逐渐觉察以前不能接纳的自我的部分。

5. 信息传递

信息传递通常指治疗师为团体内患者提供的对精神健康、精神疾病知识、康复训练的指导和建议，包括教导式指导和直接忠告。小组成员之间也可实现信息的传递，进行学习、训练技巧的应用交流，同时呈现不同的观点和视角，实现更多资源交换，有利于患者自身问题的解决。

6. 行为模拟

团体训练中的行为模拟主要分为两方面：治疗师通过示范一些行为而影响团体训练、沟通，如自我暴露或支持；更普遍的情况是团体成员通过观察其他成员处理问题的方式，像模仿治疗师那样去模仿其他成员，通过有价值的榜样，成员可以找到改善自己行为的依据从而获益。

此外，团体训练的疗效因子还包括利他主义、原生家庭的矫正性重现、提高社交技巧、人际学习、宣泄、存在意识因子等。

四、团体训练的缺点

团体训练虽具有疗效好、经济效益高等优势，然而在治疗过程中由于治疗师需对多名患者进行指导，所以对单个个体的关注程度会降低，减少解决某个个体问题的机会。团体训练很难做到对每个团体成员完全相等的治疗时间，且团体训练效果受团体成员人数的影响。目前，为了实现疗效最大化，治疗性团体通常容纳人数应不超过 12 人，最理想的团体通常由 8~10 人组成。此外，若团体成员对于治疗节奏的接受程度一致较差，易出现成员间主诉难度差距性较大的情况，影响治疗效果。且团体康复对于治疗师的要求比较高，若团体治疗师欠缺经验、能力不足，组员容易结成小团体，甚至出现排外、打击或贬低其他组员等不良事件。

参考文献

［1］史伟，罗锦秀．精神科住院患者团体心理治疗准备性会谈与治疗后访谈初探［J］．医学与哲学（临床决策论坛版），2011，32（3）：54－55．

［2］LUNDQVIST A，GRUNDSTRÖM K，SAMUELSSON K，et al. Computerized training of working memory in a group of patients suffering from acquired brain injury［J］. Brain Inj，2010，24（10）：1173－1183.

［3］游菲，王鹏，马朝，等．小组模式康复训练对脑卒中偏瘫患者上肢功能和手功能的影响［J］．中华物理医学与康复杂志，2015，37（8）：593－596．

［4］冯岚．小组模式康复训练对脑卒中偏瘫患者焦虑抑郁情绪手部功能及日常生活能力的影响［J］．中国药物与临床，2021，21（3）：505－507．

［5］廖源，孙光华，封蔚彬，等．强调呼吸训练的脑卒中偏瘫患者综合康复治疗的临床有效性［J］．中国老年学杂志，2020，40（4）：698－701．

［6］朱达斌，林秀瑶，许云辉，等．团体心理治疗在脑卒中康复中的应用［J］．医学理论与实践，2014，27（10）：1288－1290．

第四章

团体康复训练的种类

现代康复于 20 世纪 80 年代中期被引入中国。随着临床康复实践的发展，根据患者不同的功能缺陷和康复需求，康复治疗也相应分成了不同的专业方向。目前康复治疗包括物理治疗、作业治疗、言语治疗、传统治疗、心理治疗、康复工程等。团体康复训练也根据上述康复治疗种类分为多种不同的方向，以实现治疗过程中的精细化、准确性，针对不同团体患者的康复需求做到有的放矢，提高康复效率，从而促进患者更快、更全面康复，减轻患者及其家庭的负担。

现阶段，参考常规康复治疗分类可将团体康复训练分为以下几个种类：团体运动训练、团体作业训练、团体言语训练、团体心理训练和团体文娱训练等。

一、团体运动训练

传统运动治疗的工作模式多为一对一个性化康复，然而随着我国康复需求的不断增长，治疗师的工作强度随之增大，再加上康复治疗专业人才短缺，康复医疗资源压力巨大。当患者进入疾病恢复期时，其病情相对稳定，功能恢复速率也随之下降，且多数患者恢复期表现的运动功能障碍类型、障碍程度、康复进展等情况相近，若仍然采用传统的一对一运动治疗，不仅疗效局限，且经济效益较低。基于上述情况，团体运动训练应运而生，采用一对多的模式，既节省了治疗师资源，又符合经济的原则，且效果在一定程度上优于传统的个体训练。

在团体康复的运动治疗实际临床中，将病情、症状表现、疾病治疗阶段、功能状况接近的患者组成独立小组，集中开展团体康复的运动治疗。医疗团队将针对该组患者的运动功能障碍情况，制订符合实际需要的运动疗法，如团体平衡功能训练、团体四肢协调功能训练、团体核心肌群稳定性训练等。还可在治疗过程中采取竞赛、互动、游戏的形式，增加趣味性，提高患者的康复积极性，以辅助运动疗法，提升治疗效果，加快康复进程。

二、团体作业训练

作业治疗是通过有选择的作业活动和（或）适当的环境干预来改善患者躯体、心理和社会功能，促进活动和参与，提高患者生活自理能力与生活质量，并最终帮助其重返家庭，重返社会。团体作业训练是以日常生活活动（ADL）训练为核心内容，以日常生活活动为目标导向和任务导向，将具有相同 ADL 功能水平或接受相似治疗活动的多名患者设置小组，在同一时段内进行治疗的一种康复治疗方法。团体治疗实施前，根据患者发病前的习惯、兴趣、职业为依据设置团体活动内容，并进行活动前访谈，制订活动目标。团体作业训练在治疗师的指导下，向所有参与者提供一个坦诚、相互信任和安全的多维人际互动的环境，使参与者在这种类似真实的群体互动条件下通过亲身体验及实践去认识和解决自己的问题，以正确的运动模式参与完成大量重复的任务导向性功能活动训练，从而增强患者大脑的可塑性并促进功能重组，使其学会和掌握各种正确的社会交往的规则和技能，增加患者的自我效能，促使患者将在团体中学到的技巧经验转移到真实的生活中，最终提高患者的 ADL 与生活质量。团体作业模拟了人在社会环境中的作业活动，使作业活动与他人和环境形成一种良性循环，能更好地恢复患者的运动、感觉、认知、心理、社会等功能。

三、团体言语训练

言语治疗是指通过各种手段对有言语障碍的患者进行的有针对性的治疗。言语治疗的目的是改善患者的言语能力，最大限度地恢复其听、说、读、写等交流能力。团体言语训练是将言语症状、言语功能障碍程度、恢复进展水平相似的某一类型的言语障碍患者组织在一起，通过设计不同的言语治疗项目对此类患者实施的集体言语治疗的方法。治疗师需创造一个具有挑战性、复杂和动态的团体环境，支持所有团体成员的参与，尽可能促进患者之间的直接互动、反馈、支持，并最终促使全体小组成员达成目标。目前，适用于团体言语训练的言语功能障碍种类包括轻度失语症、发音困难、构音障碍、语用语言缺陷。尽管每个人的目标可能不同，但团体言语训练专注于复杂的沟通并鼓励每个参与者共同练习的行为，通过与其他患者相互学习、模仿、交流，提升患者的言语表达能力及社会参与能力。

四、团体心理训练

心理治疗是以矫治、纠正患者异常的心理与行为问题为主要目的的治疗。团体心理训练是目前最常见、普及性最高的团体训练治疗，是一种在团体、小组情境中提供心理帮助的心理治疗形式。通过团体内人际交互作用，促使个体在互动中观察、学习、体验，认识自我、探讨自我、接纳自我，调整和改善与他人的关系，学习新的态度与行为方式，提高生活适应能力。团体治疗依据的治疗理论可以有多种，如心理动力学理论、系统理论及认知－行为治疗理论。

一个有意义或有功能的团体，必须具备四个要素：①有一定规模，即两个以上的人组成。②彼此有共识，即有共同的目标、理想、价值观，志同道合，荣辱与共。共识越多，团体的凝聚力就越强。③互相影响，即成员互动。彼此了解、关怀、支持、鼓励、欣赏、协助等属于正向互动，而彼此挑剔、责备、讽刺、挖苦、欺骗、打击等属于负向互动。团体内成员若缺乏互动，则冷漠且无生机；正向互动越多，则团体越健康、越有活力；负向互动越多，则团体可能离心离德、分崩离析。④形成规范，即通过共识和互动，形成团体规范，且为大家所遵守。明文的规范如生活公约、法规、法律等；潜在的规范则是团体成员间的一种默契，包括道德、风俗、习惯等。规范越清楚，且为大家所遵守，团体越健全、稳定。若团体缺乏规范，成员将会处于"无序"状态，易导致团体解体。

团体心理治疗的主要特色在于随着时间的推移，团体成员自然形成一种亲近、合作、相互帮助、相互支持的团体关系和气氛。这种关系为每一位患者都提供了一种与团体其他成员相互作用的机会，使他们尝试以另一种角度来面对生活，通过观察分析别人的问题而对自己的问题有更深刻的认识，并在别人的帮助下解决自己的问题。

五、团体文娱训练

患者在医院或者康复机构长期接受单一、重复、枯燥的治疗，难免会产生无聊、厌烦的心理波动。患者需要通过某些音乐、绘画、恰当的运动竞技等文化和娱乐方式得到精神上的愉悦与慰藉。而文娱活动是指人们在休闲中开展的不受强制性的、发自内心的、能够获得快乐和满足的活动，是指个人的、社会文化认同的活动，从这种活动中带来建设性、教育性、创造性结果的所有休闲活动。团体文娱训练即康复医生、治疗师和护士通过组织开展一些集体参与的有趣、充满积极性的文艺活动或生活聚会，如歌咏、说唱、演奏乐器、书法、棋牌、手工制作、插花、厨艺展示等活动，缓解患者的消极情绪，带给其精神层面的愉悦性。设置文娱活动应根据小组内患者的功能、兴趣、预期目标为基础，鼓励每一个患者都积极参加。以小组为单位的团体文娱训练可以给枯燥的康复训练增添乐趣、陶冶情操，提高患者的社会参与度和幸福感，减少自卑感，尽早促进其融入家庭、回归社会和工作岗位。

参考文献

［1］刘喆，凌珊珊，王秋纯，等．团体治疗在作业治疗临床教学中的应用与探索［J］．中国医药导报，2023，20（4）：68－71，91．

［2］刘伟．团体动力学在作业治疗中的应用研究［J］．实用临床护理学电子杂志，2017，2（46）：186－187．

［3］COLE M B. Group dynamics in occupational therapy：the theoretical basis and practice application of group intervation［M］. Fourth edition. New Jersey：Slack，2014.

［4］BARON C，HOLCOMBE M，VAN DER STELT C. Providing Effective Speech-Language Pathology Group Treatment in the Comprehensive Inpatient Rehabilitation Setting［J］. Semin Speech Lang，2018，39（1）：53－65.

第五章

团体康复训练的实施过程

一、团体的构建

治疗师为团体提供治疗是团体存在的前提，而团体治疗师应对团体进行创立和召集，设定团体治疗的时间和地点，并负责部分的团体维系工作。首先，团体的构建组成具有同质性和异质性两种取向。其中异质性取向包含社会缩影理论与失调理论，需将团体视作一个宏观社会的缩影并鼓励成员去发展新的人际关系，但要求团体成员在人口统计资料（年龄、性别、职业）上要有分类，且主张团体应包含具有多种不同人际风格及障碍的成员，但需保持一定平衡。而同质性取向则以团体凝聚力理论为基础，指出团体的吸引力是影响疗效的重要的中间变量，因此需组建一个富有凝聚力、和谐融洽的团体。然而目前，临床上常支持同质性取向，并认为人际关系和谐的团体可发挥巨大的凝聚力从而增强疗效。

1. 团体构建前准备

治疗师须在团体组成前确定合适的治疗地点，以及一系列团体信息：团体的名称、成员数量、团体的周期、新成员的加入、治疗频率及每次治疗持续的时间等事项。

（1）物理环境 团体治疗时，治疗师须对治疗地点、时间进行确定和管理，保证每位患者均具有足够的训练空间，但又不过于分散。若需对团体治疗过程进行录像或观摩，治疗师要事先征得团体成员的同意，并注意任何录像记录都须签署书面同意书，以避免外界因素对团体训练的影响，保证患者的隐私安全。

（2）开放式与封闭式团体 治疗师在创建团体时需确定团体是开放式的还是封闭式的。其中封闭式团体不接受治疗中途进入新成员，并且严格按照预定的训练次数、进程进行。而开放式团体则需让团体保证一定的规模，即当患者中途退出，需由其他符合条件的人员进行补位；同时，开放式团体并无严格治疗期限，甚至可持续几年，流动性相对较大（成员可能已被整批换掉几次）。

（3）治疗频率 每次治疗的时间为 60~90 分钟，一般不超过 2 小时（治疗师和成员都会达到生理极限）。团体治疗的频率可以是每周 1~5 次，但绝大多数的团体每周治疗1 次。

此外，有学者提出"超长时间团体"，即治疗师带领的团体 1 周治疗 4~6 个小时，有的甚至达 8 个小时。有些治疗师选择较少的治疗频率，但每次治疗的时间却相应较长，如隔周 1 次，每次治疗 6 个小时。然而超长时间团体多用于心理治疗，在康复治疗中应用不切实际，且既往研究未能证实超长时间团体治疗更为有效。

（4）团体的规模 既往团体治疗师设立的患者组成的小组人数为 2~8 人。然而根据既往临床研究，理想规模为

7~8人，或在5~8人浮动。当一个团体人数过少，仅为3~4人时，成员之间的互动减少，无法以一个团体的模式来运作，治疗师往往会发现自己在团体中进行的实际上是个体训练，使团体训练的优势大打折扣。而团体人员过多，个体化问题处理时间较少，使部分患者疗效欠佳而易造成人员脱离。

2. 团体成员构建原则

（1）团体成员需意识清楚，且具有一定的认知功能水平，听理解较好，能配合完成治疗。

（2）具有维持基本训练的体能，能在轮椅上保持良好坐姿，或者能在家属或陪护的辅助下保持坐位或站位，能够配合完成50分钟左右的康复训练，且训练的依从性较好。

（3）构建团体康复训练的成员需有同质性，即病情相似、功能障碍类型（包括多种疾病造成的功能障碍，如肢体运动功能障碍、认知功能障碍、言语及吞咽功能障碍、呼吸功能障碍、心理障碍等）程度相似的某一类患者。主要包括以下各种疾病所致的各类功能障碍：脑血管疾病、颅脑外伤、脊髓损伤、骨折、呼吸功能障碍、心理障碍、慢性劳损或累积性损伤等。

（4）构建团体的成员需考虑患者的心理状态，要求团体内积极向上的患者人数大于心态消极的患者人数，以达到正向带动作用。

二、团体康复训练的选择原则

1. 全面评估，具有针对性

进行团体训练前需对患者进行治疗前访谈、全面评估，不仅仅考虑患者的运动功能水平，同时将认知、感觉、心理、康复需求等多因素纳入，根据访谈、评估结果选择合适的训练内容。

2. 循序渐进原则

训练难度应根据团体成员的情况适时调整，由简单到复杂，逐渐增加难度。在训练过程中注意观察每位患者的完成情况，及时对治疗难度进行增减。

3. 促进患者主动参与

在团体训练中应关注每位团体患者的训练情况，使用鼓励性、激励性话语帮助患者建立自信心。鼓励每位团体成员主动参与到团体的训练当中，激发训练的热情，提高康复训练的积极性。

4. 反馈的原则

训练中应及时给团体成员积极的正反馈，以强化正确反应，纠正错误反应，并可由其他成员指出患者的错误并帮助其纠正，成员间可互相监督。

5. 寓教于乐一体，加强训练的实用性和趣味性

团体训练设计中可加入日常生活场景、主题等因素，并增加游戏环节，可使团体成员的训练重点从有效的锻炼转移至生活技能的提升，有助于帮助患者重建某些缺失的日常基本生活能力和人际沟通的方法、技巧，尽可能多地参与到集体的生活当中，丰富患者的精神文化生活。

6. 患者家属或陪护宣教

对患者家属、陪护人员进行训练技巧和方法的宣教，有助于患者在非训练期间解决日常生活的困难，从而更好地融入集体生活。

三、训练规划的实施原则

1. 以成员患者的功能为导向

训练规划当中要以团体成员患者的功能水平为指导，策划部署训练的方案及具体训练实施的细则。设计的训练难度以团体成员患者在现有的功能水平能够完成为宜，以在帮助下能完成者为最佳。

2. 以目标为导向

每场团体训练在规划时就应该提前设定好团体训练的目标，围绕着达到此目标需要进行哪些方面的治疗或训练这一目的开展训练。这个目标可以是个人功能水平层面的，也可以是社会参与能力方面的，抑或是心理层面的。

3. 以日常生活能力为导向

团体康复训练规划的实施过程中，注意紧密结合患者的日常生活活动需求规划并实施康复训练。日常生活活动方面的训练可以提高患者的训练热情，加强团体成员间的互相学习与共同进步。

4. 以集体参与能力为导向

团体康复过程中，患者之间可以相互激励，良性互动，融入团体，积极面对训练中的困难，增加训练的趣味性，从而获得亲密感和归属感，使团体康复活动朝着一定方向聚焦，既能节省治疗时间，提高康复治疗的效率，又可巩固治疗效果。

四、治疗师在团体康复训练中的作用

1. 技术层面

治疗师是团体康复训练的规划者、策划者和实施者。

（1）创立团体，选择成员　治疗师的首要任务是协助创立一个实质性的团体，选择合适的团体训练成员。在依据构建团体成员原则的基础上设定一个团体训练的目标来选择合适的团体训练成员。

（2）选择训练的地点及准备训练实施过程中的用品　每场团体训练都有其目标及想要达到的治疗效果，需要根据不同类型团体训练的主题和训练内容选择合适的训练场所及训练所需的用品。

（3）制订团体康复训练的治疗计划　做好团体康复训练的治疗计划和训练项目的实施细则，分步骤实施治疗。可将整个团体康复训练分为几个部分，每个部分设定治疗计划及治疗的侧重点。

（4）设定团体康复训练的目标　团体康复训练目标包括近期目标和远期目标。近期目标是指每场团体康复训练都具有一个共同的、短期内可实现的目标，比如肩关节前屈达到90°、完成喝水动作、站立或行走 5 分钟等。通过每一次达到训练目标，提高患者康复的自信心，主动积极参与团体康复训练。远期目标是指在团体治疗中，通过创新、用心、多元团体治疗课程，提高患者的康复效果，让患者最大限度地恢复肢体运动功能、言语功能、认知功能等，提高患者的生活自理能力，改善个人及家庭的生活质量，帮助患者回归群体生活，助力其身心改善，构建生活热情，使其尽可能回归社会、重返工作岗位。而团体目标的设定须有一定整体性,即某些时刻需延缓处理某个成员的迫切需求,或为了大多数成员的利益而牺牲某个成员的利益。

2. 示范参与

许多研究结果支持示范是一种良性行为。个体会根据观察和想象治疗师的行为,做出较适应或较不适应的行为,因此治疗师的早期参与对团体训练至关重要。

(1)组织、参与、实施团体康复训练。训练内容可包括上肢运动功能训练、手功能训练、下肢运动功能训练、认知功能训练、言语功能训练、吞咽功能训练、呼吸功能训练、心理疏导等专项的团体康复训练。在团体训练过程中,治疗师通过示范对患者进行相应的引导。

(2)整理团体康复训练效果,进行归纳总结,并提前为下一次团体康复训练做好准备。治疗师需在每次团体训练中注意留存资料并做好记录,治疗后进行归纳,总结是否达到团体康复训练的目标并及时做好方案的调整,为下次的团体康复训练做好准备工作。

(3)作为团体中管理者的角色,须能识别且能抵抗任何威胁团体凝聚力的力量,尤其注意持续迟到、缺席、亚团体(subgrouping)的产生,预防成员脱离。若成员在治疗早期脱离,应被视为是治疗上的失败。成员的稳定性似乎是成功治疗的必要条件,因此脱离的成员不但未接受到预期的治疗,且对于留存的团体成员也有不利影响。若出现成员脱离情况,治疗师须让新成员加入直至团体人数达到要求。

五、成员患者在团体康复训练中的作用

1. 形成自我督察的团体

团体应为本身的运行承担责任，通常团体的被动性会使成员依赖治疗师的推动和指导，但治疗师会因为事必躬亲而身心疲惫，使团体在早期发展中就会有偏差。团体的责任应适当转移至成员，尝试引导成员去自行监督和评估某次训练的某个方面，促进成员患者形成自我监督的团体。

2. 自我暴露

自我暴露对于团体治疗十分重要是学者的共识。成员患者需对自身的功能、想法甚至隐私完成充分分享，否则很难从团体治疗中获益。如，上肢功能障碍者无法完成筷子夹物动作，会使其避免在其他患者面前展现这一动作。因此，需让成员认识到自我暴露是必须的，但是可依照自己的节奏，并不会强制性进行。

3. 成员患者也可成为帮助者

在治疗早期，通常认为治疗师是能提供帮助的唯一来源，但此时团体并未实现理想的自主性和自我尊重，当团体成员开始重视相互提供帮助时，团体就达到了最佳的状态。在一个高度功能性的环境中进行治疗，成员之间可以彼此分享和学习。听其他患者讨论相似的问题，这可以帮助患者意识到自己并不孤独，患者彼此支持，增强希望，患者能够在团体的帮助和支持下解决问题。同时，可以有意识地将个体治疗中使用的技术应用到一个团体环境中，提高团体康复训练的疗效。

4. 良性竞争

有效的团体生活技能训练有利于患者重建某些缺失的日常基本生活能力和人际沟通的方法和技巧。在训练过程中，数名具有相同功能状况的患者相互间会形成良性的"竞争"模式，再加上家属和治疗师的鼓励，能够更好地克服自身康复的不良情绪，改善情绪，从而提高功能水平。

第六章

团体运动训练实例

实例一 偏瘫痉挛期患者(Brunnstrom 偏瘫功能障碍评估量表 Ⅲ ~ Ⅳ 级)团体运动训练

一、团体的构建

治疗师首先确定团体治疗地点、是否为开放性团体、治疗周期、治疗频率及每次治疗持续的时间等事项。具体如下：

团体治疗地点：PT 大厅。

是否为开放性团体：是。

治疗周期、频率、持续时间：治疗时长 60 分钟，每周 1 次，持续 1 个月。

二、标准化诊断性会谈

对患者进行标准化诊断性会谈，除记录患者的年龄、性别、体重、疾病种类、病程等基本信息外，还需了解患者的治疗态度、预期目标、家庭经济情况、是否有家属陪护及陪护人数等。

三、康复评估

对患者进行系统化的康复功能评定，包括功能障碍类型、分期、程度。

1. 整体功能评估（一级）

对患者认知功能、意识水平、整体神经残损程度进行初步评估，通常使用 Brunnstrom 偏瘫功能障碍评估量表进行评估，详见第二章表 2 - 3。

2. 局部功能评估（二级）

局部功能评估（二级）包括肌张力（改良 Ashworth 痉挛评定标准量表）、肌力（Lovett 分级、MRC 分级、Kendall 分级）评估，见表 6 - 1、表 6 - 2。

表 6 - 1 改良 Ashworth 痉挛评定标准分级

级别	评定标准
0 级	无肌张力的增加
1 级	肌张力轻微增加，受累部分被动屈伸时，在关节活动度（ROM）之末时出现突然卡住然后呈现最小的阻力
1 + 级	肌张力轻度增加，表现为被动屈伸时，在 ROM 后 50% 范围内出现突然卡住，然后均呈现最小的阻力
2 级	肌张力较明显增加，通过 ROM 的大部分时肌张力均较明显增加，但受累部分仍能较容易的被移动
3 级	肌张力严重增高，进行被动关节活动度（PROM）检查有困难
4 级	僵直：受累部分被动屈伸时呈现僵直状态，不能活动

表 6 - 2　肌力分级标准

测试结果	Lovett 分级	MRC 分级	Kendall 分级
能抗重力及正常阻力运动至测试姿位或维持此姿位	正常 正常 -	5 5 -	100 95
能抗重力及正常阻力运动至测试姿位或维持此姿位，但仅能抗中等阻力	良 + 良	4 + 4	90 80
能抗重力及正常阻力运动至测试姿位或维持此姿位，但仅能抗小阻力	良 - 好 +	4 - 3 +	70 60
能抗肢体重力运动至测试姿位或维持此姿位	好	3	50
抗肢体重力运动至接近测试姿位，消除重力时运动至测试姿位	好 -	3 -	40
在消除重力姿位做中等幅度运动	差 +	2 +	30
在消除重力姿位做小幅度运动	差	2	20
无关节活动，可扪到肌收缩	差 - 微	2 - 1	10 5
无可测知的肌收缩	零	0	0

注：上述量表的评估筛查同样是为了更加细化评估，减少患者在临床团体训练过程中摔倒的可能性，提高治疗师在团体训练过程中的治疗效率。

3. 综合功能评估（三级）

综合功能评估（三级）包括平衡功能的评估和日常生活活动能力的评估。常用评定量表见表 6 - 3、表 6 - 4。

表6-3 改良Barthel指数评定内容及计分法

ADL 项目	自理	监督 提示	稍依赖	尝试但 不安全	不能 完成	计分
进食	10	8	5	2	0	
洗澡	5	4	3	1	0	
修饰	5	4	3	1	0	
更衣	10	8	5	2	0	
控制大便	10	8	5	2	0	
控制小便	10	8	5	2	0	
如厕	10	8	5	2	0	
床椅转移	15	12	8	3	0	
行走	15	12	8	3	0	
上下楼梯	10	8	5	2	0	

表6-4 Berg平衡量表测评记录表

测评项目	评分标准	第一次 评定得分	第二次 评定得分	第三次 评定得分
1. 从坐到站	4分、3分、2分、1分、0分			
2. 独立站立	4分、3分、2分、1分、0分			
3. 独立坐	4分、3分、2分、1分、0分			
4. 从站立到坐	4分、3分、2分、1分、0分			

续表

测评项目	评分标准	第一次评定得分	第二次评定得分	第三次评定得分
5. 床—轮椅转移	4分、3分、2分、1分、0分			
6. 闭目站立	4分、3分、2分、1分、0分			
7. 双脚并拢站立	4分、3分、2分、1分、0分			
8. 站立位上肢向前伸	4分、3分、2分、1分、0分			
9. 站立位时从地上拾物	4分、3分、2分、1分、0分			
10. 站立位转身向后看	4分、3分、2分、1分、0分			
11. 转身一周	4分、3分、2分、1分、0分			
12. 双足交替踏台阶	4分、3分、2分、1分、0分			
13. 双足前后站立	4分、3分、2分、1分、0分			
14. 单足站立	4分、3分、2分、1分、0分			

注：共 14 个项目，每个项目最低分为 0 分，最高分为 4 分，总分 56 分。根据所代表的活动状态，将评分结果分为 3 组。0～20 分：平衡能力差，只能坐轮椅。21～40 分：平衡能力可，能辅助步行。41～56 分：平衡能力好，能独立行走。＜40 分：预示有跌倒的危险。

另外值得一提的是，在 Fugl-Meyer 功能障碍评定量表中，也有关于患者平衡功能的评定部分，可据此直接进行患者平衡功能的评估。参考量表见表 2 - 5、表 6 - 5。

表 6 - 5　Fugl-Meyer 平衡功能测评量表

评定项目	评分标准
1. 无支撑坐位	0 分：不能保持无支撑坐位； 1 分：能坐但不多于 5 分钟； 2 分：能坚持坐位 5 分钟以上
2. 健侧"展翅"反应：患者坐位，闭眼，在健侧给予有力的一推	0 分：肩部无外展，肘关节无伸展； 1 分：反应减弱； 2 分：正常反应
3. 患侧"展翅"反应：患者坐位，闭眼，在患侧给予有力的一推	0 分：肩部无外展，肘关节无伸展； 1 分：反应减弱； 2 分：正常反应
4. 支撑站位	0 分：不能站立； 1 分：需他人最大的支撑方可站立； 1 分：一个人稍给支撑能站立至少 1 分钟
5. 无支撑站立	0 分：无支撑不能站立； 1 分：能站立但不到 1 分钟或超过 1 分钟但身体摇晃； 2 分：能平衡站立 1 分钟以上且无安全顾虑
6. 健侧单腿站立	0 分：至多维持几秒，且摇摇晃晃； 1 分：平衡站稳 4～9 秒； 2 分：平衡站立超过 10 秒
7. 患侧单腿站立	0 分：至多维持几秒，且摇摇晃晃； 1 分：平衡站稳 4～9 秒； 2 分：平衡站立超过 10 秒

注：最高分 14 分。

Fugl-Meyer 总量表中还有四肢感觉功能测评量表、关节活动度与疼痛测评量表及上肢运动功能测评量表，这里不一一列举，其余量表可参考作业治疗实例列举量表或自行查阅 Fugl-Meyer 总量表对照分析。从 Fugl-Meyer 下肢运动功能量表中不难看出 Fugl-Meyer 是对 Brunnstrom 下肢运动功能测评的细化，在评估过程中通过这些细化的动作去设计训练动作，逐渐诱导偏瘫患者形成分离运动和正常运动，从而达到治疗的目的。

四、患者年龄段的筛选

根据 2022 年 1 月 3 日联合国世界卫生组织所进行的人口研究统计，针对人口年龄做出新的划分标准，归类为以下这 6 个年龄段。未成年人：< 18 岁的人群；青年人：18 ~ 35 岁的人群；壮年人：36 ~ 50 岁的人群；中年人：51 ~ 60 岁的人群；老年人：61 ~ 78 岁的人群；高龄老人：79 岁及以上的人群。

我们参考上述归类标准分析，通常选择来康复科做康复治疗的偏瘫患者的年龄段大多分布在 35 ~ 78 岁，少数分布在青年人，极少数分布在未成年人和高龄老人中。因为各个年龄段人群对于康复的需求差异较大，对于青壮年人群来说，他们属于家庭结构中不可或缺的部分，更加迫切地需要康复治疗。所以，我们通常筛选 19 ~ 60 岁的患者，并优先考虑同一年龄段患者进行团体康复训练，能达到更好的效果。

五、设计理念

本项案例排除合并认知功能障碍、意识不清的患者，选择 Brunnstrom 运动功能分级 Ⅲ～Ⅳ级的患者。对于Ⅲ级的患者，其患侧下肢可随意诱发共同运动或其成分，表现为坐位或站立位可完成屈髋屈膝动作。对于Ⅳ级的患者，共同运动开始减弱，逐渐出现部分分离运动，可表现为坐位下踝关节可背伸和坐位下脚可向前后滑动。在此初级筛选分级的基础上对每个参加团体康复的患者进行下肢屈伸肌群肌力、肌张力及平衡和日常生活活动能力的评定，将符合标准的患者纳入本次实践。

本次实践重点为有针对性地对患者进行分离运动的诱发、患侧下肢的运动控制、肌力和肌耐力的加强。在设计阶段会适当增加趣味性游戏，提高患者的训练主动性。此外，设计训练时需考虑贴近日常生活实际，如开展移乘动作竞赛，旨在提高患者的 ADL，达到最大限度的生活自理甚至回归社会。

六、康复计划

1. 从坐到站训练

患者双脚分开，与肩同宽，双脚平放在地面上，双手交叉相握，患侧拇指在健侧拇指上。让患者双上肢向前充分伸展，身体前倾，使肩关节超过膝关节，臀部抬离椅面，膝关节和髋关节伸直，完成站起动作。在站起训练过程中，身体的重心始终保持在身体中线，躯干和脊柱不要发生扭转，不要通过健侧肢体发力来完成站起。若患者膝关节控制力不足，家属或陪护可坐在患者身旁，用膝盖抵住患者膝部，以帮助控制膝关节。该训练主要加强患者对患侧下肢的利用及对躯干的控制。

2. 站立位平衡训练

主要加强患侧下肢的负重能力以对步行做准备。

3. 屈髋屈膝踝背伸训练

可选择卧位、坐位，患者自行完成屈髋屈膝踝背伸。若患者控制不佳，治疗师可指导家属一手托膝关节，另一手托足跟进行协助。该训练主要加强患者对患侧下肢的运动控制及耐力。

4. 移乘训练/床椅转移训练

主要加强患者的独立性，减少患者的依赖心理。

5. 互传足球游戏

一方面加强了患者对患侧下肢的运动控制，另一方面也增强了团体康复的趣味性。

七、实施过程

以 6 人一组为例。

1. 嘱咐患者相对而坐分成 2 排，治疗师位于中间做示范，训练患者独立从坐到站（图 6-1 至图 6-4）。完成 2 组，每组 10 次。从坐到站过程中，全程需要治疗师或家属的保护以防患者摔倒。治疗师在整个过程中观察并记录患者的完成情况。

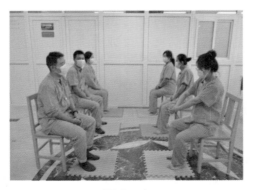

图 6 - 1

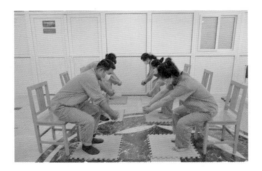

图 6 - 2

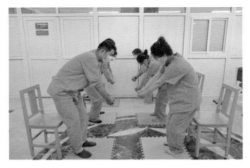

图 6 - 3

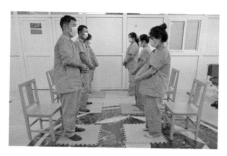

图 6 - 4

2. 患者呈站立位，背靠背而站，双脚分开与肩同宽，慢慢将身体重心向患侧移动，使患侧肢体充分负重，再慢慢向健侧移动（图 6 - 5、图 6 - 6），重复多次。

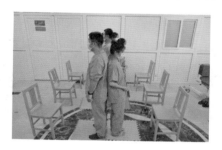

图 6 - 5

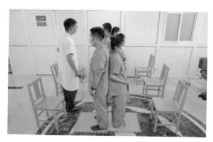

图 6 - 6

或患者前后站立，嘱咐患者将身体重心转移至患侧下肢（图6-7、图6-8）。完成2组，每组10次。患者是否前后或背靠背站立，取决于患者的偏瘫侧是否相同。偏瘫侧相同，则前后站立；偏瘫侧不同，则背靠背站立。同样，治疗师在整个活动过程中观察并记录患者的完成情况。

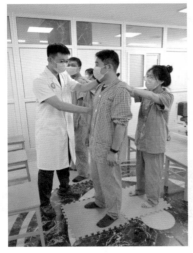

图6-7

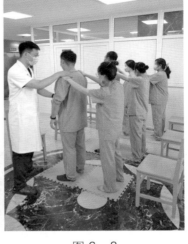

图6-8

3. 患者相对而坐围成一圈，治疗师嘱咐患者利用患侧下肢传球互动。患者间距离适中，治疗师也可加入其中进行游戏互动。治疗师在整个活动过程中观察并记录患者的完成情况（图6-9、图6-10）。

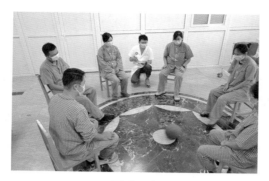

图 6 -9

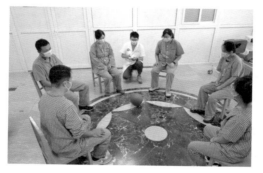

图 6 -10

4. 将患者带到平行双杠区域，嘱咐患者进行患侧腿的屈髋屈膝及踝关节背伸（每次患侧腿抬腿时，嘱咐患者要碰到双杠并保持 2~3 秒）。完成 2 组，每组 10 次。治疗师在整个活动过程中观察并记录患者的完成情况（图 6 - 11、图 6 - 12）。

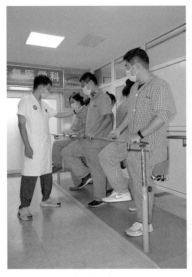 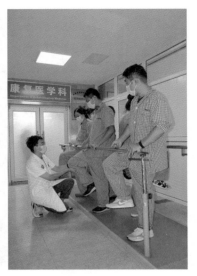

图 6-11   图 6-12

5. 将患者置于床边，在家属或治疗师的保护下，逐个完成下床—穿鞋—轮椅转移的动作。轮椅放置于患者的健侧床尾，与床呈 30°~45° 夹角，固定手刹。辅助者用膝盖顶住患者的患侧膝部，嘱患者做 Bobath 握手，环绕辅助者的颈部，患侧肩膀靠在辅助者的肩膀上，两人稍错开。嘱患者躯干前倾，重心前移至双足，协助患者站起。健足为轴心，转至背对轮椅。辅助者顶住患者的患侧膝部。嘱患者身体前倾，重心前移，坐于轮椅上。调整坐姿，双脚放于脚踏上（图 6-13 至图 6-16）。能独立完成的视为最佳，15 分；在少量帮助下完成的为其次，10 分；需要大量帮助的视为最差，5 分。治疗师在整个活动过程中观察并记录患者的完成情况。

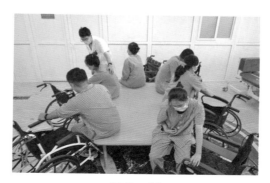

图 6－13

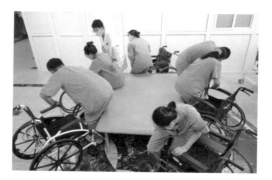

图 6－14

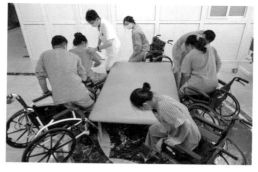

图 6－15

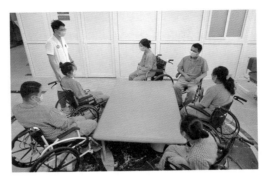

图 6－16

八、训练效果

根据患者对上述活动的完成情况进行记录和打分，并评出前三名进行奖励。对后三名分别给予参与奖，以调动更多的患者积极参加团体活动。

通过以上团体训练内容，患者站立平均可达 2 级，ADL评分由之前的 45 分提升至 75 分，锻炼的积极性显著提高，心理状态也明显改善。

实例二　截瘫患者团体运动训练

一、团体的构建

治疗师首先确定团体治疗地点、是否为开放性团体、治疗周期、治疗频率及每次治疗持续的时间等事项。具体如下：

团体治疗地点：PT 大厅。

是否为开放性团体：是。

治疗周期、频率、持续时间：治疗时长 60 分钟，每周 1 次，持续 1 个月。

二、标准化诊断性会谈

对患者进行标准化诊断性会谈，除记录患者的年龄、性别、损伤节段、损伤程度等基本信息外，还需了解患者的治疗态度、预期目标、家庭经济情况、是否有家属陪护、陪护人数等。

三、康复评估

1. 整体功能评估（一级）

ASIA 脊髓损伤程度量表确定患者的感觉平面、运动平面及脊髓损伤程度，对患者整体神经残损程度进行初步评估，详见表 2-2、表 6-6。

表 6-6　ASIA 脊髓损伤运动、感觉平面的确定

平面	关键肌群	关键感觉点的部位
C_2		枕骨粗隆外侧至少 1cm（或耳后 3cm）
C_3		锁骨上窝（锁骨后方）且在锁骨中线上
C_4		肩锁关节顶部
C_5	肘屈肌群（肱二头肌、肱肌）	肘前窝外侧（桡侧），肘横纹近端
C_6	腕伸肌群（桡侧伸腕长短肌）	拇指近节背侧皮肤

续表

平面	关键肌群	关键感觉点的部位
C_7	肘伸肌群(肱三头肌)	中指近节背侧皮肤
C_8	指屈肌群(中指屈肌)	小指近节背侧皮肤
T_1	指外展肌群(小指展肌)	肘前窝内侧(尺侧),肱骨内上髁近端
T_2		腋窝顶部
T_3		锁骨中线第3肋间(IS),后者的判定是胸前触诊,确定第3肋间,其下即为相应的IS*
T_4		锁骨中线第4肋间(乳线)
T_5		锁骨中线第5肋间(在T_4—T_6的中点)
T_6		锁骨中线第6肋间(剑突水平)
T_7		锁骨中线第7肋间(在T_6—T_8的中点)
T_8		锁骨中线第8肋间(在T_6—T_{10}的中点)
T_9		锁骨中线第9肋间(在T_8—T_{10}的中点)
T_{10}		锁骨中线第10肋间(脐)
T_{11}		锁骨中线第11肋间(在T_{10}—T_{12}的中点)
T_{12}		锁骨中线腹股沟韧带中点
L_1		T_{12}与L_2连线中点

续表

平面	关键肌群	关键感觉点的部位
L_2	髋屈肌群（髂腰肌）	大腿前内侧，腹股沟韧带中点和股骨内侧髁连线中点处
L_3	膝伸肌群（股四头肌）	膝上股骨内髁处
L_4	踝背伸肌群（胫前肌）	内踝
L_5	趾长伸肌群（踇长伸肌）	足背第3跖趾关节处
S_1	踝跖屈肌群（腓肠肌和比目鱼肌）	足跟外侧
S_2		腘窝中点
S_3		坐骨结节或臀下皱襞
S_4—S_5		肛门1cm范围内，皮肤、黏膜交界处外侧（作为1个平面）

注：确定 T_3 的另一个方法是触诊胸骨柄，该处为第2肋骨水平。自该点向外可触及第2肋，远端为第3肋，其下即为第3肋间。确定损伤平面时，该平面关键肌的肌力必须大于等于3级，该平面以上关键肌的肌力必须正常。如脊髓 C_7 节段发出的神经纤维（根）主要支配肱三头肌，在检查脊髓损伤患者时若肱三头肌肌力大于等于3级，C_6 节段支配的腕伸肌肌力5级，则可判定损伤平面为 C_7。

2. 局部功能评估（二级）

局部功能评估（二级）包括肌张力（改良 Ashworth 痉挛评定标准量表）、肌力（Lovett 分级、MRC 分级、Kendall 分级），评定标准详见本章实例一。

3. 综合功能评估（三级）

综合功能评估（三级）包括平衡功能的评估和日常生活活动能力的评估，评定标准详见本章实例一。

四、患者年龄段的筛选

因为脊髓损伤患者多为外伤导致，少部分患者是脊髓炎症或病毒性入侵导致的，所以没有明显的某一年龄段好发的特征。需要注意的是，不同年龄段的患者，其康复的欲望和需求均不同，所以在筛选团体康复患者时，选择 60 岁以下并且迫切想要回归家庭或回归社会的患者会更好。

五、设计理念

患者的损伤平面不宜过高，损伤程度不宜过重（整个团体训练过程中需要患者全程主动参与其中，若患者基本没有残存肌力或运动功能，则无法充分独立参与活动）。因此，尽可能选择有一定运动功能的不完全性脊髓损伤的患者，从而使患者能够独立完成设计的动作。例如：颈段脊髓损伤，但是损伤程度 ASIA 分级在 D 或 E 级的患者；或者是胸、腰段脊髓损伤，但是损伤程度在 C 级的患者。

六、康复计划

1. 床上翻身坐起和轮椅转移训练

属于所有脊髓损伤患者必须掌握的基本转移方法，也是作为患者是否能够参与此活动的最低要求。

2. 床上长坐位训练

对所有的脊髓损伤患者至关重要，也是患者能够在床上转移的基本要求。所以我们设计此方案，针对患者的长坐位进行趣味性活动。

3. 平衡杠内的越过障碍物的设计

旨在提高患者的安全意识和随机应变能力，从而提高患者在日常生活中遇到不同情况的应变能力。

4. 团体吹气球训练

旨在提高患者的最大出气量，从而改善患者的肺活量。团体中由于是随机选取，患者手功能参差不齐，患者完成扎气球的动作需要组内人员团队协作。

5. 轮椅传气球接力游戏

旨在提高患者的轮椅操作能力。轮椅起步—刹停并保持稳定，对需要经常进行轮椅操作的脊髓损伤患者至关重要。

6. 基础的平地步行能力

旨在锻炼患者在步行过程中的耐力和平衡能力，在一定程度上也可提高患者的心肺功能。

七、实施过程

以 6 人一组为例。

1. 首先进行强度较小的热身训练。嘱患者仰卧位于 PT 治疗床上，在治疗师的指导下依次进行。注意选择符合上述条件的脊髓损伤患者，最终人数最好是偶数，若刚好是奇数，治疗师可参与团体进行补充。

（1）床上翻身坐起训练（图 6 - 17、图 6 - 18）。

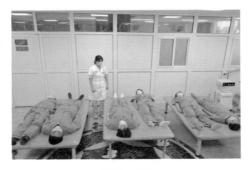

图 6 -17

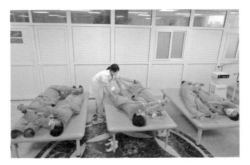

图 6 -18

（2）坐起后进行长坐位平衡训练（图 6 - 19、图 6 - 20）。

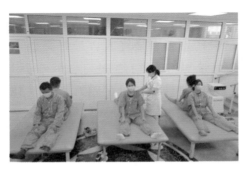

图 6 -19

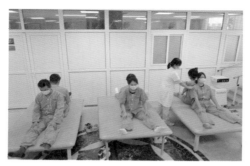

图 6 - 20

（3）长坐位床上转移训练（图 6 - 21 至图 6 - 24）。

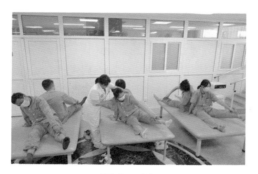

图 6 - 21

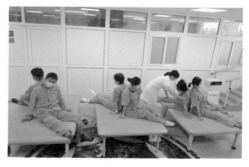

图 6 - 22

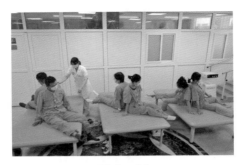

图 6 - 23

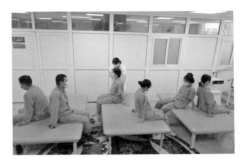

图 6 - 24

（4）床上及床边坐位平衡训练（图 6 - 25 至图 6 - 28）。

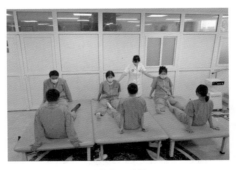

图 6 - 25

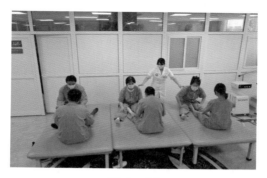

图 6 – 26

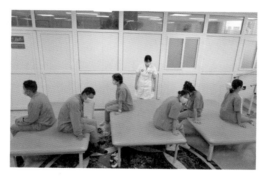

图 6 – 27

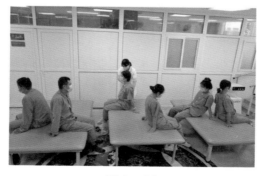

图 6 – 28

（5）坐位到轮椅的转移训练（图6-29至图6-31）。

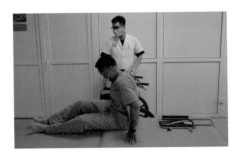

图6-29

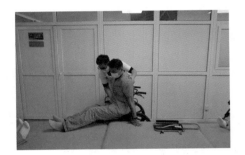

图6-30

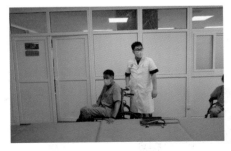

图6-31

注：上述训练每组10次，通常做2组。上述训练也作为患者能否参加团体活动的测试训练，从而提高团体训练活动的高效性。

2. 热身训练过后，嘱咐患者面对面长坐位坐于床上，2人为1组，共分3组，进行"上肢镜像交替接触"的运动（图6-32、图6-33）。共做2组，每组10次。训练时治疗师进行观察、记录和保护。

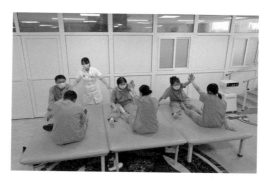

图 6-32

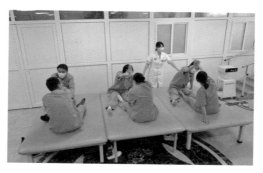

图 6-33

3. 治疗师提前在平衡双杠内布置障碍物设计活动，嘱咐患者依次进入并通过（图6-34、图6-35）。过程中治疗师注意保护和引导患者，观察患者的独立性和通过性并记录下来。由于患者在损伤平面和损伤程度上都有所不同，治疗师在评估记录的过程中应着重于任务的完成情况和患者的应变能力，而不是观察患者的动作是否标准，从而增加活动的公平性和趣味性。完全性脊髓损伤者不参加此项。

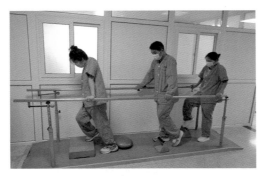

图 6 –34

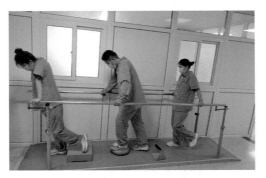

图 6 –35

4. 将患者分为 2 组进行吹气球比赛，A 组 3 人，B 组 3 人，分组由随机抽签决定。嘱咐患者在 5 分钟内尽可能多地吹气球并将气球口扎住（若患者手功能不能完成扎气球的动作，可由家属或陪护协助完成）。治疗师进行观察、记录和保护（图 6 –36、图 3 –37）。

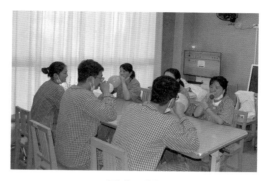

图 6 - 36

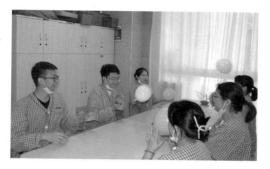

图 6 - 37

5. 按照上述分组进行轮椅接力传气球比赛。组织患者在治疗大厅分成 2 组，在 B 点放置篮筐，从 A 点到 B 点进行直线距离传气球比赛。最终以篮筐内球数多的队为获胜队(图 6 - 38、图 6 - 39)。

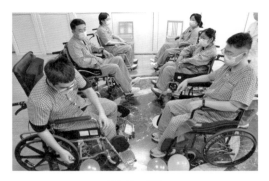

图 6 -38

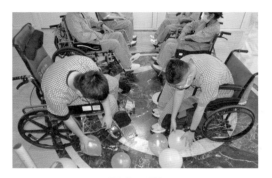

图 6 -39

八、训练效果

上述参考活动案例除 1、2 外,其余都有记分。其中 3 为团体个人竞技项目,由治疗师根据患者的功能情况和项目的完成度综合进行打分。4、5 项为团队协作竞技项目,分数则只按照团体的完成情况实事求是进行积分,胜利的团体每人加 1 分,失败的团体每人不加分,从而保证活动的公平性。

对于脊髓损伤的患者，由于患者的损伤平面和程度都有所不同，我们根据患者的感觉、运动功能丧失情况制订特定的训练方法，从而提高患者的运动功能和活动参与性，从心理和生理两方面进行全面的锻炼。训练效果体现在：在进行团体康复训练1~2周期后，对比患者的评估单上数据的改变和实际运动功能与心理状态的改变。该实例仅供参考，治疗师可根据自身及科室实际情况对患者进行团体康复的设计与治疗。

实例三　创伤后运动功能障碍患者团体运动训练

根据世界卫生组织对康复的定义我们能够了解到，临床治疗是处理疾病本身，而康复治疗注重解决疾病所造成的功能障碍。在前两个实例中，我们主要给出了脑卒中、脑外伤、脑肿瘤术后等中枢神经病变造成的肢体和躯干运动功能障碍的团体康复案例。除了中枢神经损伤患者外，唐都医院康复科同时处理在高强度训练中造成训练伤进而造成肢体运动功能障碍的部队军人或运动员，以及由于不良的生活习惯或不良姿势造成的躯体疼痛进而影响到运动功能的一般患者。本项实例我们针对创伤后所造成的功能障碍问题进行研究，确定计划和解决办法。针对上述可能出现的功能障碍问题，对不同患者人群相似的功能障碍问题展开讨论并制订相应的团体治疗方案。

一、团体的构建、会谈

团体构建、标准化诊断性会谈同本章实例一、二。

二、康复评估

1. 整体功能评估（一级）

对患者认知功能、意识水平、从整体到局部的功能障碍检查进行初步评估〔通常使用选择性功能动作评估（SFMA）进行评估〕，以及损伤部位、疾病的针对性检查。

SFMA 的 10 个动作如图 6 – 40 至图 6 – 49 所示：

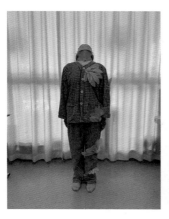
图 6 – 40

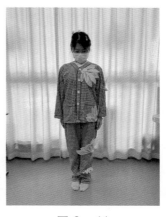
图 6 – 41

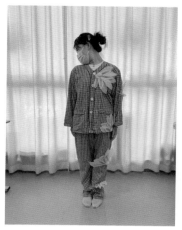

图 6 -42

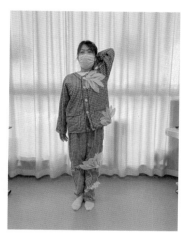

图 6 -43

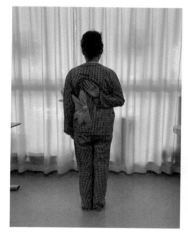

图 6 -44

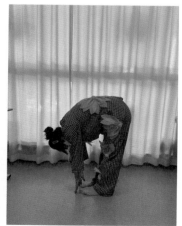

图 6 -45

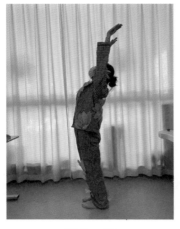

图 6 -46

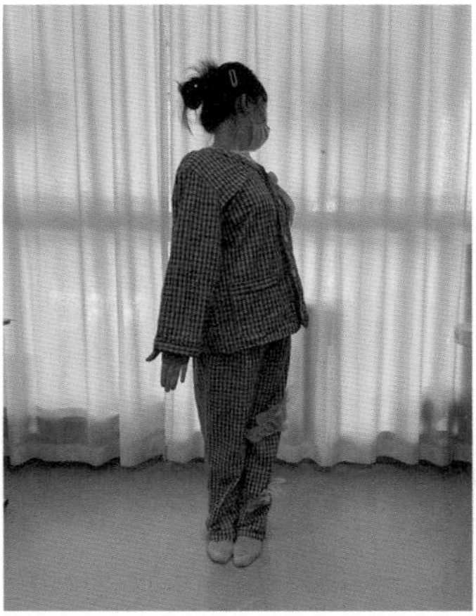

图 6 -47

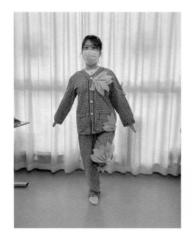

图 6 -48

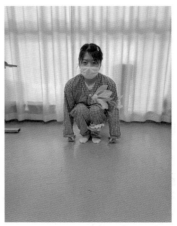

图 6 -49

SFMA 的评估原则：①不需要热身，保证最原始的动作；②不需要穿鞋；③动作示范，节省评估时间；④严格按照每个动作标准进行评级。

SFMA 的动作功能障碍评分标准：①功能正常无痛（FN）；②功能正常有痛（FP）；③功能障碍无痛（DP）；④功能障碍有痛（DN）。

2. 局部功能评估（二级）

局部功能评估（二级）包括感觉（轻触觉、痛觉、位置觉、运动觉、震动觉等）和肌力（Lovett 分级、MRC 分级、Kendall 分级）。肌力评估详见本章实例一、二。

针刺觉：用一个别针或其他尖锐物体依次轻触患者的脸部、躯干和四肢，同时检查者需询问患者两侧的感觉是否相同及能否区分尖头和钝头。

触觉：用棉缕测试。如果检查中发现患者存在感觉障碍，其解剖学特点往往可以提示病变的部位（皮肤感觉的节段性分布，上肢的皮神经分布和下肢的皮神经分布）。

位置觉：令患者闭目，检查者移动其肢体并停止在某个位置，让患者说出肢体所处的位置，或另一侧肢体模仿出相同的位置。

运动觉：令患者闭目，检查者在较小范围内被动活动其肢体，让患者说出肢体运动的方向。如检查者用示指或拇指轻持患者的手指或足趾两侧做轻微的被动伸或屈的动作（约5°），患者回答肢体活动的方向（"向上"或"向下"），或用对侧肢体进行模仿。

震动觉：用每秒震动 128～256 次的音叉柄端置于患者的骨隆起处。检查时常选择的骨隆起部位有胸骨、锁骨、肩峰、鹰嘴、尺骨茎突、桡骨茎突、腕关节、棘突、髂前上棘、股骨粗隆、腓骨小头及内、外踝等。询问患者有无震动感，并嘱其注意震动感持续的时间，两侧对比。

3. 综合功能评估(三级)

综合功能评估(三级)包括平衡功能的评估和日常生活活动能力的评估,常用评定量表见本章实例一、二。

三、患者年龄段的筛选

尽可能选择青壮年患者。一方面是因为青壮年群体是社会劳动群体的绝大部分,也是家庭的中坚力量,具有极强的康复需求并想要快速改善肢体功能从而早日回归到社会生活中去。另一方面,老年功能障碍患者,随着身体功能的下降,体力无法保证可准确地完成评估及治疗;老年功能障碍患者康复需求较弱,其对于功能的需求仅仅为生活自理的水平,在一定程度上会影响团体治疗的效率和进程。

四、设计理念

根据患者的功能障碍进行分组筛选并进行团体治疗活动。

例如:一位外周神经损伤的患者表现出双下肢的感觉障碍和无力的运动功能障碍,另一位腰椎神经根压迫患者表现出下肢感觉障碍和无力的运动功能障碍。上述患者均有不同程度的下肢功能障碍,虽致残疾病不同,但造成的功能障碍问题、康复处理手段相似,因此可将其纳入统一团体活动中共同进行团体康复治疗。

五、康复计划

①针对患者的步行功能障碍进行训练;②针对患者的上肢功能障碍进行训练;③针对患者的踝足功能异常进行

训练；④针对患者的躯干控制异常进行训练；⑤针对患者的协调、平衡能力异常进行训练；⑥针对患者的膝关节运动控制不足进行训练；⑦针对患者的呼吸模式异常进行训练；⑧针对患者的肌力和肌耐力异常进行训练。

此团体康复训练可采取计分制进行积分，通过患者对身体每个部分功能活动的完成情况进行记录打分（此处的计分不进行对比和排名，仅让患者更直观地了解自身的功能情况），从而让每个患者充分了解到影响自身功能受限的重点和次重点，以及自身疾病的功能进展情况。

六、实施过程

以 6 人一组为例。

1. 针对患者的步行能力进行步态功能分析

如图 6 - 50、图 6 - 51 所示，针对不同疾病的患者进行相似的功能性步态训练、平衡训练和耐力训练等。

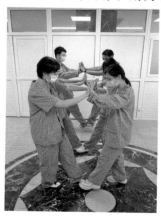

图 6 - 50

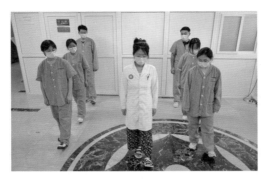

图 6 – 51

2. 针对患者的上肢功能进行分析

如图 6 – 52 至图 6 – 54 所示，针对不同疾病的患者进行相似的功能性锻炼活动（如肩关节活动训练、双上肢协调性训练、上肢持物训练、手精细动作训练等）。

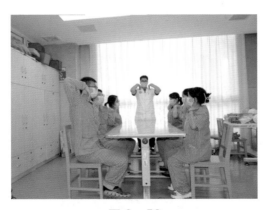

图 6 – 52

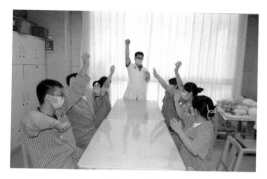

图 6 – 53

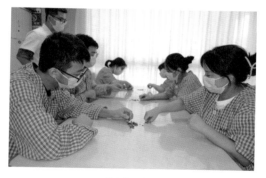

图 6 – 54

3. 针对患者的踝足功能进行分析

如图 6 – 55 至图 6 – 57 所示，针对不同患者进行相同的踝足关节活动训练、小腿后侧肌群牵伸训练、小腿前侧肌群强化训练、踝关节稳定性训练等。

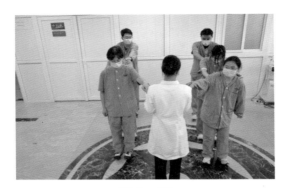

图 6 - 55

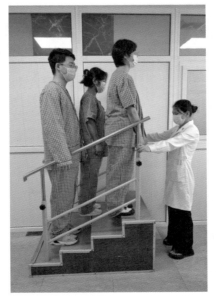

图 6 - 56

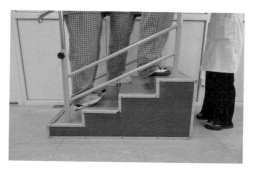

图 6 −57

4. 针对患者的躯干控制进行分析

针对患者躯干控制能力差的情况进行躯干的活动度训练、骨盆的分离运动训练、胸腰背肌的强化训练、臀肌腹肌的强化训练。功能较好的患者甚至可进行平板支撑比赛，增加团体训练的竞技性和趣味性。

5. 针对患者的协调、平衡能力进行分析

如图 6 −58、图 6 −59 所示，针对患者协调和平衡能力进行双人四肢联动训练、辅助闭眼站立训练、单腿站立训练、走独木桥训练、交替抛球训练等。

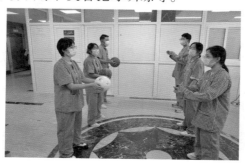

图 6 −58

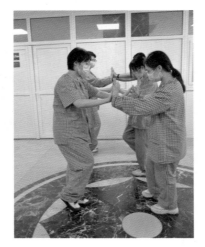

图 6 –59

6. 针对患者的膝关节运动控制进行分析

如图 6 – 60、图 6 – 61 所示，选出一组患者进行膝关节的关节主动 – 被动活动测试，对每个患者进行评估以后记录并评分，然后根据膝关节的障碍情况设计功能性锻炼的动作，如膝关节的屈伸、负重和周围肌肉的肌力训练等。

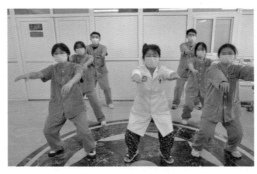

图 6 –60

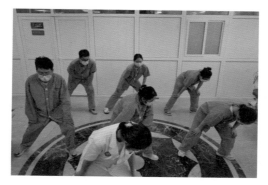

图 6 -61

7. 针对患者的呼吸模式异常进行分析

选出一组患者进行呼吸模式的评估，嘱咐患者以正确的呼吸模式呼吸，即吸气时尽最大努力使肚脐以上剑突以下的躯体区域 360°打开（膈肌充分收缩、下移会使此区域和下位肋骨充分打开），然后再逐渐向胸廓和上位肋骨传导。根据每个患者的完成情况进行记录和评分，并找出导致呼吸模式异常的原因，对团体康复患者进行有针对性的锻炼。例如：患者以胸式呼吸模式为主导，吸气时膈肌参与较少时，可以对膈肌进行触诊评估，区分是膈肌无力的问题还是膈肌肌张力增高的问题，再根据这些问题进行筋膜松解或膈肌肌力训练，并对紧张的辅助呼吸肌进行肌肉能量技术（MET）松解。此过程中最重要的是教会患者正确的呼吸模式，并让患者能够将这种呼吸模式运用到各种情形中去。

8. 针对患者的肌力和肌耐力异常进行分析

对于肌力和肌耐力的训练，采用渐进抗阻或渐退抗阻的形式进行比赛打分，从而增加团体康复的竞技性和乐趣。

以强化患者腰腿部力量为例：嘱咐患者进行静态深蹲训练（图6-62），记录患者坚持的时间，从而达到耐力训练的目的；或是动态深蹲训练，看谁在规定的时间内完成的次数最多并且动作最标准，从而达到肌力训练的目的；其他部位力量训练则依此类推。此过程重点是要教会患者如何正确锻炼力量并防止运动损伤，从而在训练和竞技的过程中达到康复运动宣教的目的。

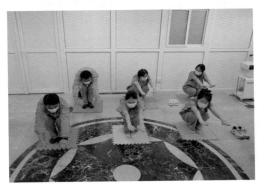

图6-62

以上案例主要是根据上述几种功能障碍进行的功能活动训练。治疗师可以以此类推，根据不同的功能活动障碍进行不同的功能活动训练，评估诊断出更多的功能障碍情况进行分析和计划治疗方案，并制订出相应的团体康复计划。

此团体康复可促进患者之间的交流，改善患者心理状态，增加其对自身功能情况的了解，改善功能障碍，提高参与活动的能力，从而为患者能更快地融入社会活动打下坚实的基础。

第七章

团体作业训练实例

实例一　偏瘫患者团体作业训练

一、康复评估

需求评定：了解患者需求，根据其需求并结合其功能设计可实行的治疗性作业。

首先，通过访谈、观察等方法确定患者的作业需求；通过观察患者在实际的环境或在模拟的环境中执行该项活动的具体表现，包括独立性、安全性、有效性及可接受性，借由活动分析来进行判断，选择和使用特定的评定方法针对各项因素进行更进一步的评定。各种评定的内容大致包括：

1. 个体因素

运动功能、认知功能、社会心理功能等方面的评定。

2. 活动需求

通过活动分析详细了解活动的成分及活动的要求。

3. 环境因素

物理环境、文化环境、社会环境。

作业表现评估通常使用加拿大作业表现测量(COPM)评定表或人-环境-作业(PEO)模式评定(表7-1、表7-2)。

表7-1　COPM评定表

活动项目	初评		复评	
	活动评分1	满意度评分1	活动评分2	满意度评分2
1 2 3 4 5				
得分： 满意度：	活动评分1=活动评分总和÷项目数	满意度评分1=满意度总和÷项目数	活动评分2=活动评分总和÷项目数	满意度评分2=满意度总和÷项目数

注：让患者在自理、生产生活、休闲活动3个方面确定5个最重要的有问题的活动并记录在表格中，用从1到10的评分标准让患者对每一个活动中自己的表现和满意度打分，分别计算出分数。复评算法相同。活动分差=活动评分2-活动评分1；满意度分差=满意度评分2-满意度评分1。

表7-2　PEO表现模式

人(person)：
身体：关节活动度、肌力、抓握、肌张力和心血管耐力等。
认知：思维、感知、认识、记忆、判断、学习、了解、专注、解决
　　　问题等。
情感：主观感觉、内在经验、价值、动机、情绪、欲望等。
精神因素：人的本质、生存的基本核心。
环境(environment)：
外在环境：文化、自然、经济系统、社会系统和社会互动。
内在环境：家庭环境、家庭支持等。

续表

作业活动(occupation):

自理:个人自理、功能性的行走和社区管理、生产活动、休闲

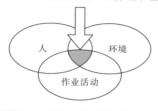

4. 功能评定

系统的功能评定是制订目标和选择治疗性活动的重要依据(表2-3、表6-1、表7-3、表7-4)。

表7-3 简易智力状态检查量表(MMSE)

题号	检查内容		答对计分	答错计分	得分
1	现在是哪一年		1	0	
2	现在是什么季节		1	0	
3	现在是几月份		1	0	
4	今天是几号		1	0	
5	今天是星期几		1	0	
6	我们现在是在哪个国家		1	0	
7	我们现在是在哪个城市		1	0	
8	我们现在是在哪个城区(或什么路、哪一个省)		1	0	
9	(这里是什么地方)这里是哪个医院		1	0	
10	这里是第几层楼(你是哪一床)		1	0	
11	我告诉你三样东西,在我说完之后请你重复一遍它们的名称,"树""钟""汽车"请你记住,过一会儿我还要你回忆出它们的名称来	树	1	0	
		钟	1	0	
		汽车	1	0	

续表

题号	检查内容		答对计分	答错计分	得分
12	请你算算下面几组算术： 100 − 7 = 93 − 7 = 86 − 7 = 79 − 7 = 72 − 7 =	93	1	0	
		86	1	0	
		79	1	0	
		72	1	0	
		65	1	0	
13	现在请你说出刚才我让你记住的那三种东西的名称	树	1	0	
		钟	1	0	
		汽车	1	0	
14	（出示手表）这个东西叫什么		1	0	
15	（出示铅笔）这个东西叫什么		1	0	
16	请你跟我说"如果""并且""但是"		1	0	
17	我给你一张纸，请你按我说的去做，现在开始：用左/右手（未受累侧）拿着这张纸，用（两只）手将它对折起来，把纸放在你的左腿上		3	0	
18	请你念这句话，并按上面的意思去做：闭上你的眼睛		1	0	
19	请你写一个完整的句子		1	0	
20	（出示图案）请你把这个图案画下来		1	0	
总分					

注：文盲小于17分、小学小于20分、中学以上小于24分为痴呆（20～26分为轻度痴呆，10～19分为中度痴呆，10分以下为严重痴呆）。

表 7 - 4　Carroll 手功能试验

分类	方法	实验用品规格/cm	重量/g	得分
一、抓握	1. 抓起正方体木块	10 × 10 × 10	576	
	2. 抓起正方体木块	7.5 × 7.5 × 7.5	243	
	3. 抓起正方体木块	5 × 5 × 5	72	
	4. 抓起正方体木块	2.5 × 2.5 × 2.5	9	
二、握	5. 握圆柱体	直径 4，长 15	500	
	6. 握圆柱体	直径 2.2，长 10	125	
三、侧捏	7. 用拇指与示指侧捏起石板条	11 × 2.5 × 1	61	
四、捏	8. 捏起木球	直径 7.5	100	
	9～24. 分别用拇指与示指、中指、环指和小指捏起 4 个不同大小的玻璃球或钢球	直径 ±1.6 直径 ±1.1 直径 ±0.6 直径 ±0.4	6.3 6.6 1.0 0.34	
五、放置	25. 把一个钢垫圈套在钉子上	外径 3.5，内径 1.5，厚 0.25 ±	14.5	
	26. 把熨斗放在架子上		2730	
六、旋前和旋后	27. 把壶里的水倒进一个杯子里	2.84L		
	28. 把杯里的水倒进另一个杯子里（旋后）	273ml		
	29. 把杯里的水倒进前一个杯子里（旋后）	273ml		

续表

分类	方法	实验用品规格/cm	重量/g	得分
六、旋前和旋后	30. 把手依次放在头后			
	31. 把手放在头顶			
	32. 把手放在嘴上			
	33. 写出自己的名字			

注:

1. 评分标准

0 分:全部不能完成。1 分:只能完成一部分。2 分:能完成但动作慢或笨拙。3 分:能正确地完成。

2. 功能级的确定

1 级:微弱,0～25 分。2 级:很差,26～50 分。3 级:差,51～75 分。4 级:部分,76～89 分。5 级:完全,90～98 分。6 级:最大,99 分(利手)、96 分(非利手)。

总结:上述的评估量表仅作为参考,根据团体活动的设计选择相应的评估方式快速筛查出符合此次团体作业活动的患者。

二、患者年龄段的筛选

可分为 3 组:8～20 岁青少年组,21～50 岁中青年组,51～80 岁老年组。

三、设计理念

不同种类的团体作业活动可产生不同的动力,吸引患者积极参与。日常生活类作业活动的功用性比较强,可帮助患者提升独立生活能力。工作类作业活动可促进患者的工作能力，亦可提高患者的自信与自尊，特别是对在工作年龄段的患者会产生较大的动力，吸引患者更积极参与训练。文体艺类作业活动可结合患者发病前的生活爱好，帮助患者重建业余生活，提高生活质量。此外，对一些动力低、缺乏自信、害怕失败的患者，可按个别情况，降低活动难度，以增强团体作业训练的吸引力。因此，治疗师可按照患者的康复阶段、发病前的生活方式，以及预后的生活能力和环境选择合适的团体作业活动。

将患者分为以下 3 组进行训练：

8~20 岁青少年组：主要进行趣味性强的游戏活动，如坐位下的套圈、画画、下棋等游戏，提高患者的积极性、反应能力、肢体灵活度及空间感知能力，帮助患者回归校园。

21~50 岁中青年组：主要以耐力运动、分离运动、精细运动、手指灵活性训练为主，提高患者的上肢及手功能，尽早由生活自理逐步过渡到职业康复阶段。

51~80 岁老年组：主要以调节情绪、改善呼吸、增强心肺功能、提高稳定性和实用性为主，选择平稳、缓慢的训练项目，帮助患者提高生活自理能力，回归家庭。

四、康复计划

根据团体作业设计理念和作业评估，以选取 Brunnstrom 偏瘫分级上肢及手在 Ⅳ~Ⅴ 级、21~50 岁的中青年组为例设计康复计划。

1. 呼吸训练，提高核心肌群稳定性，稳定肩胛带和骨盆。

2. 坐位平衡训练，提高躯干肩胛带和骨盆的稳定性，为上肢功能性活动做准备。

3. 提高肩、肘、腕关节的稳定性，进一步提高日常生活能力。

4. 上肢的分离运动训练，提高患者上肢手的实用性。

5. 手的分离运动，提高日常生活自理能力，尽早进入职业康复阶段。

五、实施过程

1. 游戏前准备活动

在患者正式开始游戏前，先带领患者做 10 分钟热身训练。患者端坐位，双手自然置于腿上。

嘱患者颈部屈曲，下颌尽可能靠近锁骨窝，躯干保持伸展，做 3 个深呼吸后回到中立位。重复 5 次。

嘱其颈部后伸，双眼看向天花板，躯干保持伸展，做 3 个深呼吸后回到中立位。重复 5 次。

嘱其肩关节保持不动，将左耳贴向左肩膀，做 3 个深呼吸后回到中立位，然后反方向再来一次。重复 5 次（图 7 - 1 至图 7 - 4）。

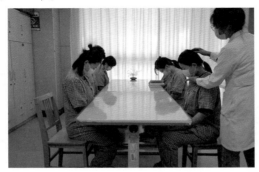

图 7 - 1

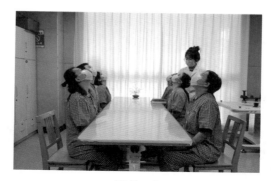

图 7 -2

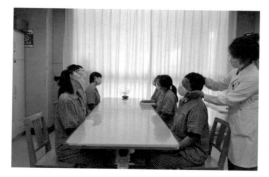

图 7 -3

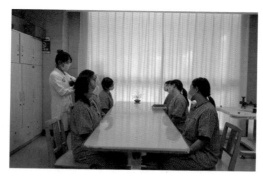

图 7 -4

2. 治疗师讲解游戏过程并示范动作要领

项目一：原地拍球与抛接球

训练目标：提高身体的协调性（上肢的分离运动）及患者的反应能力。

材料：篮球若干个、排球若干个。

操作方法 1：3 人一组，两组患者相对而立，双手捧球并将篮球或排球抛给对面患者。患者能独立进行放手抛球后，可根据实际情况增加患者之间的距离（图 7-5、图 7-6）。

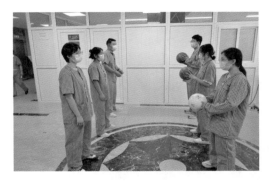

图 7-5

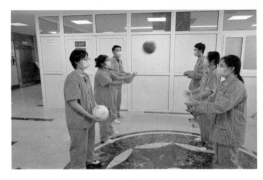

图 7-6

操作方法2：患者排成一排，家属站在患者身后，训练者教患者双手拍球、单手拍球、左右手交替拍球（图7－7、图7－8）。

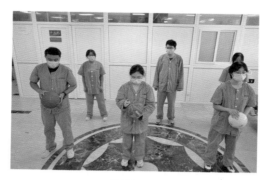

图7－7

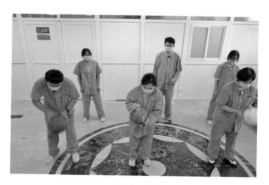

图7－8

项目二：传统体育项目——太极拳

训练目标：协调头、眼、手、脚，改善肢体功能，改善患者的心理状态。

材料：不需要特殊的工具及材料，只需要合适的场地就可以开展。

操作方法：患者取站位或坐位，打二十四式太极拳（图7-9）。配合轻柔的音乐，在必要时给予患者适当的提醒，纠正姿势。根据患者的功能水平及训练目标选取相应的动作，在活动中确保患者的安全。

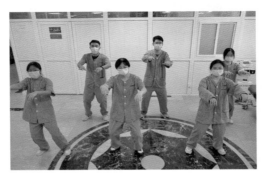

图7-9

项目三：射箭和飞镖

训练目标：增强肘部和手的关节活动度及肌力，提高手眼协调性，改善平衡功能。

材料：射箭需弓箭和靶子，飞镖需飞镖盘和飞镖。

操作方法：患者两两一组进行比赛（图7-10），胜利者可适当奖励。为保证安全，团体作业时可采取吸盘式弓箭及吸盘式飞镖等进行作业。进行适当的防护，避免误伤。

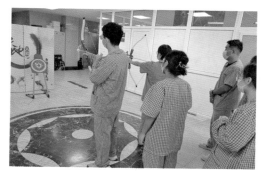

图 7－10

项目四：娱乐活动——麻将

训练目标：改善手的灵活性，促进感觉恢复，提高认知，改善心理状态。

材料：麻将、方桌、椅子等。

操作方法：教会患者游戏规则，4 人一组开始游戏（图 7－11）。注意控制患者情绪，避免其过于激动；杜绝赌博；根据训练目标在游戏过程中可改变桌布粗糙度或给患者腕部佩戴小沙袋等改变活动难度。

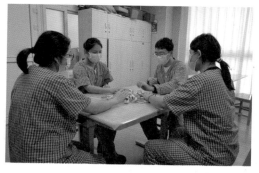

图 7－11

项目五：艺术活动——乐器演奏

训练目标：笛子、口琴、小号等乐器可提高呼吸功能，改善手指的协调性，进一步加强手指的分离运动；锣鼓等打击乐器可改善手的灵活性及改善腕手的分离运动，也可加强人际交流协作。

材料：根据患者的兴趣爱好及功能准备乐器。

操作方法：使用乐器演奏（图7－12）。治疗中应注意观察患者的反应，控制相互间的不利影响。

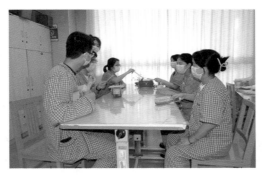

图7－12

项目六：手工艺活动——泥塑作业

训练目标：提高患者握力、捏力、手部关节活动度、协调性、灵活性、感知觉等。

材料：超轻黏土、金属丝、饰品、雕刻工具、直尺、面板等。

操作方法：患者通过揉捏、造型、配色等活动完成作品（图7－13）。根据患者下肢力量、立位平衡、耐力，有针对性地选择站立位、蹲位或坐位。造型时避免被工具或金属丝等碰伤、擦伤。手部有伤口或对泥塑材料过敏的患者需使用橡胶手套或一次性手套。

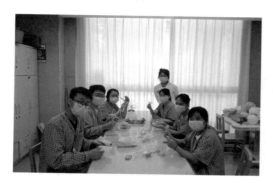

图 7 −13

六、训练效果

卒中后的功能障碍，若仅采用孤独沉重的训练，不仅给患者带来极大的精神痛苦，还严重影响了患者神经功能的恢复及生活质量。团体作业治疗，包括修饰、进食、穿脱衣服、各种手工制作、小游戏等活动，使相同或相近病情的患者集中在一起，看到其他患者取得进步，患者自己也会产生积极训练的动力；看到别的患者也有和自己一样的困扰和问题时，患者会体验到"团体的情感支持"，减轻了自我责备及焦虑情绪。团体作业既锻炼了偏瘫患者的功能，为枯燥的训练增加趣味性，又节省了康复的时间与人力，符合经济的原则。通过集体游戏、交流倾诉与经验分享，提高了患者对疾病的认识程度，增加团结协作和心理支持，纾解了烦闷情绪，缓解了患者内心的痛苦，使患者以积极心态应对疾病，焦虑发生率明显降低，焦虑症状明显改善，临床神经功能恢复较快，日常生活能力明显提高，有效地提高了患者神经功能恢复及生活质量，缩短了患者住院时间。

实例二　脊髓损伤患者团体作业训练

一、康复评估

脊髓损伤患者的作业治疗评估与偏瘫患者大致相同。但脊髓损伤患者的损伤程度不同，损伤水平不同，患者的康复方案和康复结局是完全不同的。所以除了常见的神经系统疾病导致的功能障碍评定外，还包括特征性的脊髓损伤的神经学检查、脊髓损伤程度评定及脊髓休克的评定（表6－6、表7－5、表7－6）。精准、全面的评定为进行团体作业治疗提供可靠的依据。

表7－5　残损分级评定

分级	功能状况
A	损伤平面以下深浅感觉完全消失
B	损伤平面以下深浅感觉完全消失，仅存某些骶区感觉
C	损伤平面以下仅有某些肌肉运动功能，无有用功能存在
D	损伤平面以下肌肉功能不完全，可扶拐行走
E	深浅感觉、肌肉功能及大小便功能良好，可有病理反射

表7-6 ADL 评定

Ⅰ. 转移16分(各单项之和除以2)
床—轮椅
轮椅—床
轮椅—马桶/坐便器
马桶/坐便器—轮椅
轮椅—汽车
汽车—轮椅
轮椅—淋浴/浴盆
淋浴/浴盆—轮椅
Ⅱ. 梳洗12分(各单项之和)
刷牙/处理义齿
洗/梳头发
剃须/处理卫生巾
Ⅲ. 洗澡8分(各单项之和除以2)
洗/擦干上半身
洗/擦干下半身
洗/擦干脚
洗/擦干头发
(如果患者在床上洗澡,必须获得所有需要的东西)
Ⅳ. 进食24分(各单项之和乘以0.75)
用杯子喝水
使用勺子
使用叉子
倒出饮料/水
打开瓶盖/罐头
涂抹面包
准备简单食物
使用适宜的设备

续表

Ⅴ. 穿脱衣服 20 分(各单项之和除以 2) 　　穿室内上衣 　　脱室内上衣 　　穿室内裤子 　　脱室内裤子 　　穿室外上衣 ×1.5 　　脱室外上衣 ×1.5 　　穿脱袜子 　　穿脱鞋 　　扣纽扣
Ⅵ. 轮椅活动 28 分(各单项之和) 　　转弯(直角) 　　后退 　　刹闸 　　粗糙地面上驱动轮椅 　　驱动轮椅上斜坡 　　保持坐位平衡
Ⅶ. 床上活动 20 分(各单项之和) 　　仰卧—俯卧 　　卧位—长坐位 　　仰卧—侧卧位 　　侧卧—侧卧 　　长坐位保持平衡
Ⅷ. 膀胱功能 28 分(得分最高乘以 7) 　　自主排空: 　　A. 厕所 　　B. 便盆 　　间歇导尿(ICP) 　　反射性膀胱 　　留置导尿 　　回肠替代膀胱术后 　　挤压排尿

IX. 直肠功能 24 分（得分最高乘以 6）

　　完全控制：

　　A. 厕所

　　B. 便盆

　　使用栓剂：

　　A. 厕所

　　B. 便盆/床/垫上

　　用手指抠：

　　A. 厕所

　　B. 便盆

　　用手指或机械刺激：

　　A. 厕所

　　B. 便盆/床上

X. 护理知识 20 分

　　皮肤护理

　　饮食与营养

　　药物

　　矫形器或其他器械

　　关节活动

　　自主神经反射过度控制

　　上呼吸道感染

　　尿路感染

　　深静脉血栓

　　获得别人的帮助

注：截瘫患者可使用改良 Barthel 指数，四肢瘫的患者使用四肢瘫功能指数来评定。四肢瘫功能指数（the quadriplegia index of function，QIF）是 Gresham 等于 1980 年针对四肢瘫患者设计的功能评定量表，以求更敏感全面地反映四肢瘫患者的功能状况。QIF 由 10 大类内容组成，每类内容均再细分为数项，采用 5 级计分制，每项最高 4 分，最低 0 分。每类得分为其中各项得分之和，并依据在日常生活中的重要性赋予不同的权重系数，权重校正后的得分之和即为患者的 QIF 总分（总分 100 分）。QIF 分数 = 总分/200 × 100。

其他常用功能检查量表就不在此赘述了。

二、患者年龄段的筛选

脊髓损伤的男女比例为 3.98∶1，平均受伤年龄为 34.9 岁。设计团体作业活动时尽量以功能相仿、兴趣爱好相似的患者为一组。

三、设计理念

脊髓损伤的节段和损伤程度对患者的日常生活有不同程度的影响，作业治疗师要为患者提供必要且合适的生活辅助具并指导其熟练使用，以代偿丧失的功能，提高其自理能力。脊髓损伤节段 C_4 以上的完全性损伤患者功能较差，主要以呼吸训练、增强残存肌力、预防和减少并发症为主。为让患者在活动中得到积极反馈，应通过其成功的体验或愉悦的治疗活动来引导患者进行下一步治疗。团体作业活动尽量选择功能较好的不完全性损伤的患者，或可熟练使用辅助器具的完全性损伤患者进行。

四、康复计划

根据团体作业设计理念和作业评估，以选取 C_5—C_8 损伤的患者为例设计康复计划。

1. 呼吸训练

增加肺活量，清除呼吸道分泌物，延长呼吸时间，提高呼吸肌肌力。

2. 垫上训练

垫上训练是脊髓损伤患者恢复期康复训练的主要组成

部分。患者先训练核心稳定性，获得躯干的稳定控制，之后在此基础上追求日常生活中功能活动需要的其他技能。

3. 坐位平衡训练

提高躯干肩胛带和骨盆的稳定性，为上肢功能性活动做准备。

4. 起坐训练

起坐动作是决定脊髓损伤患者 ADL 能力的基本动作，起坐动作不能完成时，患者不能离开床面。四肢瘫患者为了能够离开床面必须学会多种起坐方法（必要时为患者提供可以起坐的物理环境，例如在床上安装吊环、安装床栏，以及提供并训练患者使用各类辅助器具）。

5. 支撑动作训练

预防压疮和自己变换姿势及位置的基本动作。

6. 转移训练

借助辅助具独立转移或减少帮助转移的人数。

7. 轮椅训练

轮椅操纵技术是脊髓损伤患者真正回归社会的必需技能。

8. 站立及步行训练

练习站立平衡能力，为后期步行做好必要准备。

9. ADL 训练与手功能结合训练

脊髓损伤患者尤其是四肢瘫患者，训练其 ADL 能力及手功能是尤为重要的。借助自助具和手部支具代偿部分功能，环境改造，以及各类护理机器人，可极大地帮助患者生活自理。

五、实施过程

1. 游戏前准备活动

在患者正式开始游戏前，先带领患者做 10 分钟热身训练。患者端坐位，双手自然置于腿上。

　　嘱患者颈部屈曲，下颌尽可能靠近锁骨窝，躯干保持伸展，做 3 个深呼吸后回到中立位。重复 5 次。

　　嘱其颈部后伸，双眼看向天花板，躯干保持伸展，做 3 个深呼吸后回到中立位。重复 5 次。

　　嘱其肩关节保持不动，将左耳贴向左肩膀，做 3 个深呼吸后回到中立位，然后反方向再来一次。重复 5 次（图 7 – 14 至图 7 – 17）。

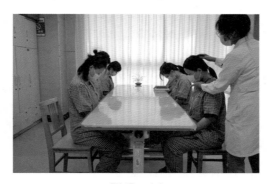

图 7 – 14

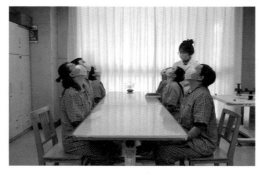

图 7 – 15

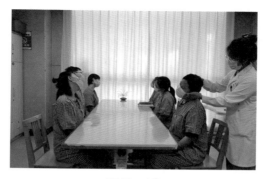

图 7 - 16

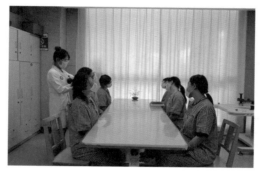

图 7 - 17

2. 治疗师讲解游戏过程及示范动作要领

项目一：呼吸训练——吹画

训练目标：提高呼吸功能，增强躯干稳定性。

材料：墨水 1 瓶，水粉颜料 1 盒，白纸若干张，粗吸管若干个（图 7 - 18）。

操作方法：家属协助患者调好颜料，将墨水滴在纸上，用吸管对着墨滴使劲吹成树干的样子，再蘸颜料点缀树干（图 7 - 19、图 7 - 20）。

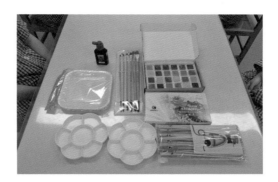

图 7 –18

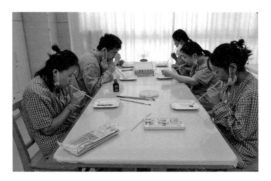

图 7 –19

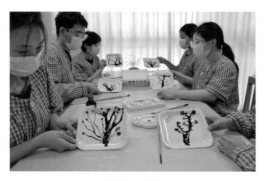

图 7 –20

项目二：垫上训练

训练目标：独立或在家属辅助下（包含使用辅助具）完成翻身、肘支撑俯卧、手支撑俯卧动作。

操作方法：6 人一组，患者取仰卧位，在家属的辅助下，分别完成上述动作。治疗师根据患者功能不同指导患者和家属利用特殊体位及辅助具帮助其完成动作。例如在翻身训练时，可以被动地改变其开始体位，由侧卧位转变为半侧卧位以降低难度。可通过双侧上肢伸直上举及左右摇摆帮助其翻身，或屈肘勾住栏杆使上半身扭转完成翻身（图 7 –21 至图 7 –23）。

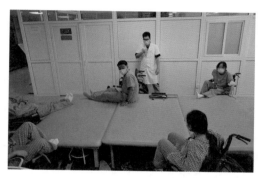

图 7 –21

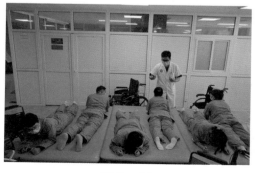

图 7 –22

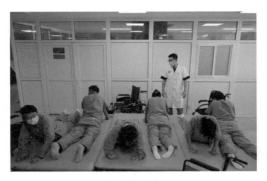

图 7 - 23

项目三：起坐训练及坐位下支撑训练

训练目标：独立实现长坐位并维持躯干平衡，增强上肢肌力。

操作方法：6人一组，俯卧位，家属在旁保护其安全完成，治疗师从旁指导并时刻观察患者的状态（图 7 - 24、图 7 - 25）。

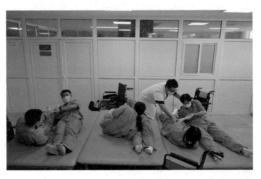

图 7 - 24

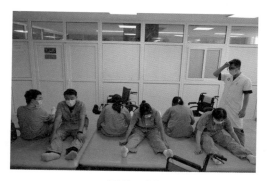

图 7-25

项目四：轮椅训练

训练目标：独立使用轮椅（损伤较重、功能较差的患者可使用特殊控制轮椅）。

操作方法：6 人一组，进行轮椅平衡训练、轮椅部件操作训练（包括手闸的操作、卸下扶手、从地板上拾物、手向下触摸脚踏板等）、轮椅驱动训练（包括前后轮操纵、前轮翘起、跨越障碍物、安全跌倒和重新坐直训练等）（图 7-26至图 7-28）。

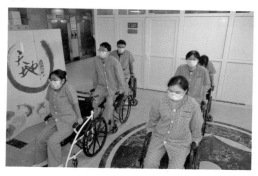

图 7-26

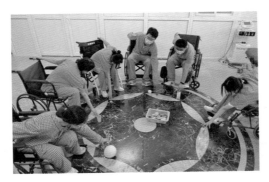

图 7 - 27

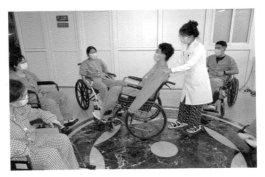

图 7 - 28

项目五：体育活动——轮椅篮球

训练目标：改善运动功能的同时增强患者的自信心和自尊心。

操作方法：3 人一组，分两组进行对抗赛（图 7 - 29）。进行比赛时，注意安全，防止受伤，适度训练，切勿过度劳累。

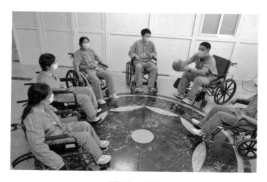

图 7 - 29

项目六：书法绘画活动

训练目标：提高患者握力、捏力，肩肘的协调性、灵活性、耐力等。

操作方法：6 人一组，完成画作或书法作品（图 7 - 30）。绘画过程中注意定时进行臀部减压。

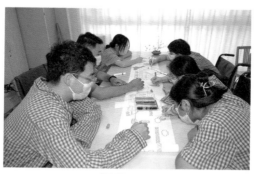

图 7 - 30

六、训练效果

团体作业治疗在增强患者肢体功能、改善 ADL 的同时，通过小组成员间及家属间的相互交流、相互学习，鼓励患者树立生活信心，在日常生活和训练中建立新的行为模式。让患者看到其潜能，扬长避短，努力适应环境。让家属降低心理压力，改善焦虑、抑郁情绪。

实例三　手与上肢功能障碍患者团体作业训练

一、康复评估

在此实例中，不以病种作为分类，只关注手与上肢的功能障碍。

感觉评定：由于常规感觉检查受评定者的主观影响较大，采用量化感觉评定。

1. 轻触－深压觉检查(light touch-deep pressure)

轻触－深压觉检查是一种精细的触觉检查，可客观地将触觉障碍分为 5 级，以评定触觉的障碍程度和在康复中的变化。检查时采用塞姆斯－温斯坦单丝测验(Semmes-Weinstein monofilament test)，简称 SW 法。单丝为粗细不同的一组笔直的尼龙丝，一端游离，另一端装在手持塑料棒上，丝与棒呈直角，丝的规格有多种。测量时为避免受测手移动，可让患者将手背放在预先置于桌子上的一堆油腻子上。用隔帘或其他物品遮住患者双目，检查者持数值最小的单丝开始试验，使丝垂直作用在患者手指掌面皮肤上，注意不能打滑。预先与患者约定，当患者有触感时即应告知检查者。用 1.65～4.08 号丝时，每号进行 3 次，施加在皮肤上 1～1.5 秒，提起 1～1.5 秒为 1 次。当丝已弯而患者仍无感觉时，换较大的一号再试，直到连续两次丝刚弯曲患者即有感觉为止，记下该号码，然后查表觅结果。用4.17～6.65号丝时，仅需做1次。

2. 两点辨别觉（2PD）

压力会影响结果，应测轻触下的2PD，可用伸直的回形针两端进行测定。测定时患者掌心向上，手背放在预先置于桌子上的油腻子上，以防移动影响结果。然后沿长轴测试，10次中有7次极准确的数值即为结果，也可测3次有2次报正确为准。

掌侧面：2PD < 6mm 为正常，7～15mm 为部分丧失，> 15mm 为完全丧失。

2PD 与功能的关系：

正常：< 6mm，可做上表弦等精细动作。

尚可：6～10mm，可持小器械（镊子等）。

差：11～15mm，可持大器械（锹、锄等）。

保护性：仅有一点感觉，持物有困难。

感觉缺失：无任何感觉，不能持物。

进行运动功能评定、肌力检查、关节活动度评定（骨折或关节损伤的急性期应避免被动活动度测量）。

手的操作功能包括粗大和精细运动，可以在标准环境下观察患者用电脑、书写、扣纽扣、系鞋带、用钥匙开门等动作，并在上述活动观察钩状抓握、球状抓握和侧捏、三指捏等动作。常用的有 Jebesen 手功能评定、普渡钉板测验、明尼苏达操作速度测验等。

二、患者年龄段的筛选

可分为3组，8～20岁为青少年组，21～50岁为中青年组，51～80 岁为老年组。

三、设计理念

根据手及上肢功能障碍类型的不同分类进行团体作业。运动功能障碍的患者，以主动运动、增强肌力和耐力、改善协调性练习为团体作业目标设置活动。感觉障碍患者以感觉再教育和脱敏治疗为主，促进感觉恢复。

四、康复计划

根据团体作业设计理念和作业评估，分别以运动障碍和感觉障碍的患者为例设计康复计划。

1. 运动障碍

（1）主动运动　主动收缩手及上肢的肌肉。

（2）增强肌力训练　注意循序渐进，避免二次损伤。

（3）改善协调性训练　协调运动包括粗大运动（如肩、肘、腕关节活动）和精细运动。反复准确的练习是协调训练的关键。

2. 感觉障碍

（1）感觉再教育　提高患者的感知能力，促进实体觉恢复。

（2）脱敏技术　通过反复、系统的训练，提高患者感觉阈值，从而降低异常感觉敏感程度。

五、实施过程

运动障碍训练

项目一：双上肢训练

具体操作：治疗师先讲解动作要领及注意事项，再演示动作（根据患者下肢功能及平衡能力选择坐位或立位）。

（1）左右上肢交替上举 要求上肢过头，并尽量伸直，逐渐加快速度（图7-31）。

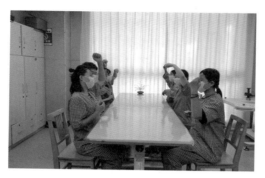

图7-31

（2）双上肢前平举 前臂旋后，左右交替屈肘，逐渐加快速度（图7-32）。

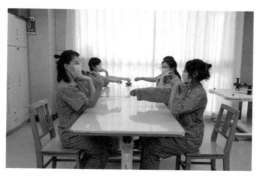

图7-32

（3）交替摸肩上举　一侧上肢屈肘，手摸同侧肩部，然后上举，左右交替（图7－33）。

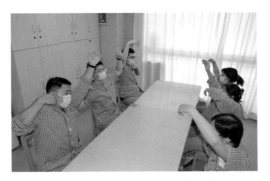

图 7 －33

（4）前臂交替旋前、旋后　双上肢前平举，左右前臂交替旋前、旋后，快速进行（图7－34）。

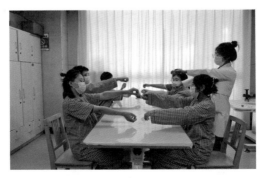

图 7 －34

（5）掌心掌背拍手　双手在胸前掌心互击，然后双手手背互击，交替进行（图7－35）。

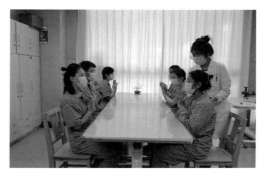

图 7 -35

（6）手指指腹轮替相触 双手于胸前，一手5个手指的指腹相继与另一手的相应指腹相触，快速轮替进行（图7－36）。

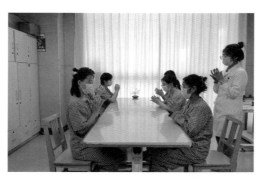

图 7 -36

项目二：定位、方向性活动

操作方法：治疗师先讲解动作要领及注意事项，再演示动作。患者端坐位，围坐成一圈，治疗师立于中间，轮流将球抛给患者，患者接到球后，再抛给治疗师（图7－37）。

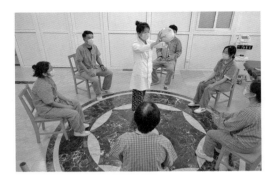

图 7 -37

项目三：力性抓握训练

游戏一：柱状抓握传递重物

材料：矿泉水瓶若干。

操作方法：患者分成两组，面对面端坐位，训练者将满瓶矿泉水放置于 OT 桌上，患者互相传递，速度慢的一方唱歌（图 7 -38）。

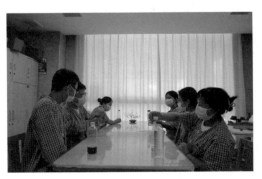

图 7 -38

游戏二：切水果

材料：苹果若干个，安全小刀若干把。

操作方法：患者可以围坐成一圈，在家属的指导保护下，拿水果、切水果、吃水果（图7-39）。

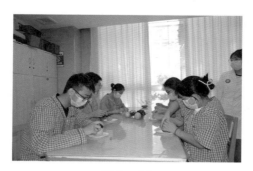

图7-39

游戏三：拉力训练——拔河比赛

材料：大绳1根。

操作方法：患者分成两组，双手抓住绳子两头，听从治疗师口令，一起发力（图7-40）。家属在旁边保护，防止患者摔倒。

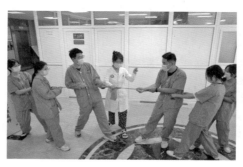

图7-40

项目四：精细抓握训练

游戏一：指尖捏——贴豆子画

材料：黄豆、绿豆、红豆等各种豆子若干，塑料小碗若干，颜料1盒，胶水1瓶，A4纸若干张（图7-41）。

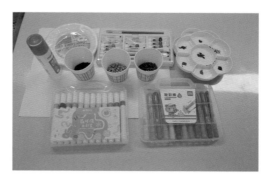

图 7-41

操作方法：患者围坐于 OT 桌，治疗师将 A4 纸分发给患者，患者在纸上画出自己喜欢的图案，将豆子用胶水粘出图案，最后涂上颜色（图7-42、图7-43）。

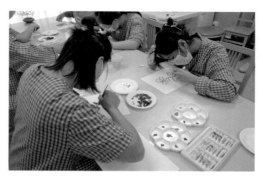

图 7-42

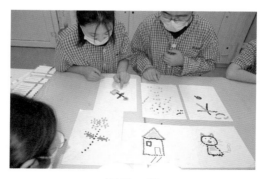

图 7 - 43

游戏二：指腹对捏——拿扑克牌

材料：扑克牌 1 副。

操作方法：患者围坐成一圈，用患侧手轮流拿 1 张扑克牌（图 7 - 44）。

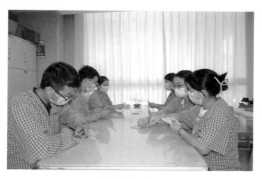

图 7 - 44

游戏三：侧捏——拿钥匙开门

材料：带钥匙锁的作业训练板若干个。

操作方法：患者围坐于 OT 桌，治疗师指导患者用患手拿起桌子上的钥匙，插进锁孔，打开锁（图7-45）。

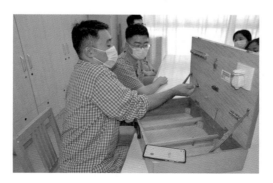

图7-45

游戏四：捏橡皮泥

材料：橡皮泥若干包，树枝若干根（图7-46）。

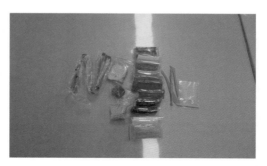

图7-46

操作方法：患者围坐于OT桌，治疗师指导患者用橡皮泥捏出各种形状的花朵、叶子，家属协助将其固定于树枝上（图7-47、图7-48）。

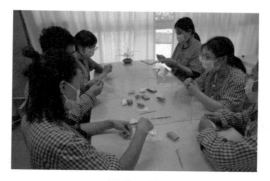

图 7 - 47

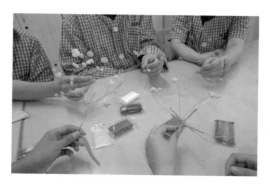

图 7 - 48

项目五：形状辨别训练(感觉障碍训练)

材料：乒乓球、水杯、苹果、牙刷等常见物品。

操作方法：6 人一组相对而坐，用布条蒙上参与游戏患者的眼睛，对面患者在其患手上放置物品，要求其说出物品名称(图 7 - 49)。给予答对次数多者奖励。

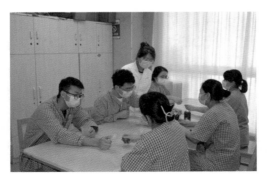

图 7 - 49

六、训练效果

采用团体作业，为患者提供良好的训练环境，又能增加良性竞争提高治疗效果，提升自我管理能力和训练欲望，增强依从性的同时还降低了患者的治疗成本，患者的粗大功能已经恢复得比较好了。

第八章

团体言语训练实例

概　述

一、团体言语训练的定义

团体言语训练是将病情相似、言语症状及功能相似的某一类型的多位言语障碍患者组织在一起，通过设计不同的言语治疗项目对此类患者实施的集体言语治疗课程。简单讲，团体言语训练就是让患者在集体中获得情感支持，并在与其他团体成员的交流学习中获取社会体验，从而重建因脑卒中而丧失的自我认同和言语交流能力。通过与其他患者相互学习、模仿、交流，提升患者的言语表达能力及社会参与能力。

二、与个体言语训练的区别

1. 对象不同

个体言语训练对象是某一个言语功能障碍的患者。这个患者可以是失语症患者，也可以是构音障碍患者，还可以是合并失语症、构音障碍和吞咽障碍的患者。

团体言语训练是针对言语障碍症状及言语功能相近的某一类型的多位患者进行的集体性言语治疗，也可以是针对在下列一个或多个方面存在交流受损情况的多位患者，如接受性语言、阅读理解力、表达性语言、书面表达、语用语言、言语可理解性、声音异常、面瘫、吞咽障碍等。

2. 治疗模式不同

个体治疗：由1名治疗师训练1名患者，进行有针对性的言语治疗，内容包括语音训练、用语练习、发音器官锻炼等，是言语治疗的基本方式。

团体治疗：通常是由言语功能相近的几名（2～10人）患者组成。由治疗师带领，设计不同的治疗场景及治疗主题，进行有针对性的集体练习。这种形式相对比较轻松，既能训练患者的言语能力，还能提高患者的社会交往能力，而且患者之间相互启发、鼓励，有较大的心理和社交上的康复价值。

三、团体言语训练的意义和作用

①增强治疗效果：在一个高度功能性的环境中进行治疗，患者可以彼此分享和学习；参与者听到其他患者讨论相似的问题，可以帮助他们意识到自己并不孤独；患者彼此支持，增强希望，能够在团体的帮助和支持下解决问题；同时，可以有意识地将个体治疗中使用的技术应用到一个社交团体环境中，提高团体治疗的疗效。②有效的团体生活技能训练有利于患者重建某些缺失的日常基本生活能力和人际沟通的方法和技巧。③更少的治疗师同时为更多的

患者提供康复治疗，减少患者的等待时间，提高单位时间的工作效率。④在训练过程中，数名具有相同功能状况的患者相互间会形成良性的竞争模式，结合家属和治疗师的鼓励，能够更好地克服自身康复的情绪，改善情绪，从而提高言语能力。

实例一　失语症患者团体言语训练

一、康复评估

4 名患者均是失语症患者，年龄40~65 岁，均属病程 6 个月以内的新发卒中患者，自发语言较少且非流畅，交流困难，在帮助下可少量表达日常生活的需求。经汉语失语症标准检查发现 4 名患者目前听理解单词水平基本正常，句子水平能完成 30%~50%，日常简单交流可理解；复述能力相对较好，单词及句子水平均可在提示下完成；文字的理解和朗读能力较好，单词水平朗读可完成，句子水平能完成 40%；口头指令和文字性指令完成较差，一步指令在提示下可完成；命名、画面说明及漫画说明主动完成困难，首字提示下可完成部分简单的命名。根据 4 名患者的言语评估结果，结合患者的心理情况，调整治疗方案，每周进行 2 次团体言语康复训练。

二、设计理念

依据汉语失语症的评定结果，结合几名患者的言语功能障碍特点，在国际功能、残疾和健康分类（ICF）的理论指导下设计言语交流的团体训练内容，以期提高失语症患者的社会交往能力。

三、康复计划

1. 组间成员的自我介绍及相互认识，促进集体交流。

2. 进行集体训练内容，设立奖赏机制，激发患者的语言表达热情，并在成员间形成良性竞争的关系。

3. 设计游戏内容，设置抢答环节，可以相互帮助和提醒，在游戏活动中，进一步增进患者之间的情感交流，并改善患者的不良情绪和心理。

4. 集体唱歌训练，增进彼此友谊的同时，能增强患者的自信心和言语表达的能力，活跃气氛，在欢声笑语中结束团体言语训练。

四、实施过程

项目一：自我介绍

鼓励患者大声说出自己的名字、年龄、职业、爱好等个人信息，勇敢地表达自我，让大家都能认识自己。如不能自主说出自己的名字、年龄等信息，可在治疗师的帮助下完成。在轻松愉快的氛围下让每名患者都能熟悉对方、认识对方，加深彼此间的印象，促进集体交流。在简短的自我介绍后开始进行患者间的第一次互动，可以是简单的握手，也可以是简单的问好，还可以是鼓励和支持，甚或是一个肯定的眼神。通过互动环节让患者更好地认识彼此，让大家能聚集在一起，加强团体的意识，增强社交能力（图8-1、图8-2）。

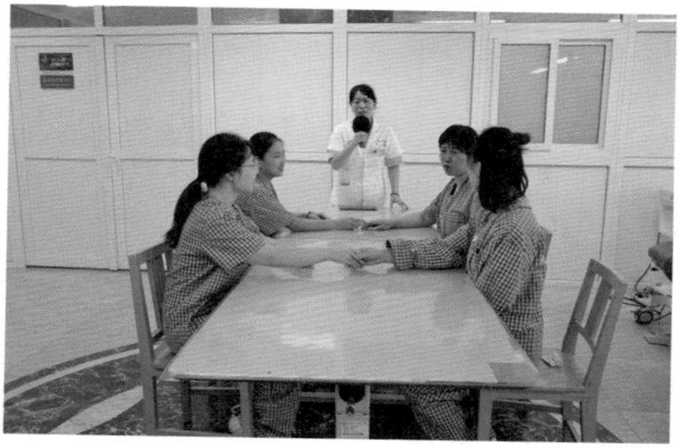

图 8 –1

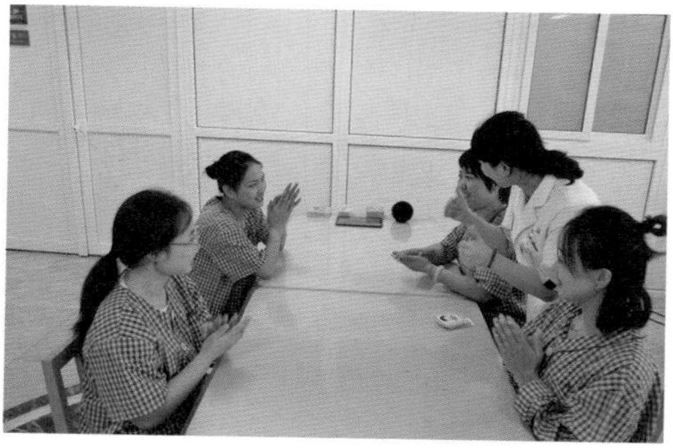

图 8 –2

项目二：口颜面动作的模仿训练

治疗师做出口周面部肌肉的运动，患者尽量去模仿，依次是张口、噘嘴、龇牙(微笑)、双唇闭合、鼓腮、伸舌、舌左右摆动、舌舔上下唇、弹舌等动作。每个动作重复 3 ~ 5 次。注意可以让大家看着做动作的患者，尽量去模仿做到最大范围的运动即可(图 8 –3、图 8 –4)。

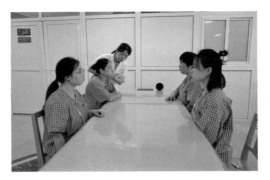

图 8 - 3

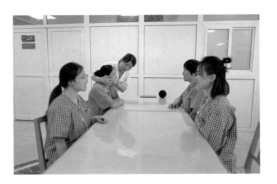

图 8 - 4

项目三：命名训练

治疗师给出图片，患者依次轮流完成命名。患者之间可以相互帮助或提醒对方。顺利完成者可获得小红花奖励。注意难度搭配，尽量让每名患者都能回答出并获得小红花（图 8 - 5、图 8 - 6）。

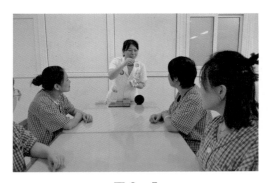

图 8 -5

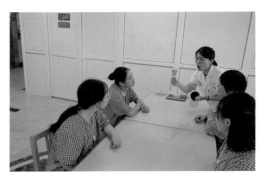

图 8 -6

项目四：应答训练

治疗师给出问题后，患者统一回复"是"或"否"。要求患者声音洪亮、吐字清晰，增加集体的言语口令。注意按由易到难的顺序进行，鼓励每名患者都开口说出来。有表达不清楚或表达困难者可在其他患者帮助和提醒下集体完成，重在参与到集体的言语训练当中，再次加深患者间的相互协作和信任感（图 8 -7、图 8 -8）。

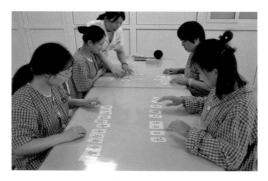

图 8 – 7

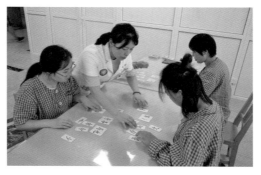

图 8 – 8

项目五：集体游戏——传球、拼图

传球游戏：患者用健手将球依次传递给另一患者，治疗师闭眼，当其说停止的时候，球落在哪位患者手上，请该患者给大家朗读或背诵一首古诗，或者数数。如若不可，可由治疗师引导其复述完成此项，或在其他患者帮助下完成（可用首字提示法，也可以引导其主动完成此项）。

拼图游戏：给予每个人一枚拼图块，令其快速找好相

对应的位置，末位者接受游戏的惩罚，数数、画画均可（图
8－9、图8－10）。

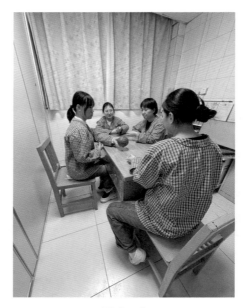

图 8 －9

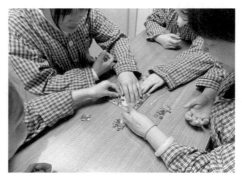

图 8 －10

项目六：轮流说出某一类别的事物名称

患者依次说出水果的名称，之前说过的名称不算，如若有说过的请再次说出其他名称。完成者获得一枚小红花奖励；末位者给大家表演节目，可以是背诵古诗、唱歌等（图8－11、图8－12）。

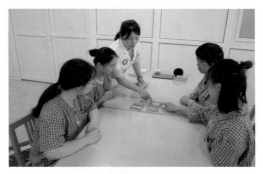

图8－11

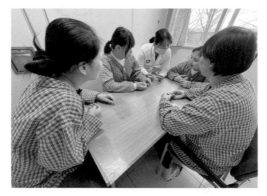

图8－12

项目七：唱歌训练

可由一个唱得较好者引导大家一起唱，也可由大家轮流唱歌(图 8 - 13、图 8 - 14)。注意照顾每个人的情绪，让每个人都有独立表现自己的机会，在集体中赢得他人的鼓励与支持。在唱歌的过程中鼓励大家大声把歌词唱清楚。重点是调节患者的心情，缓解因疾病失语带来的抑郁情绪。

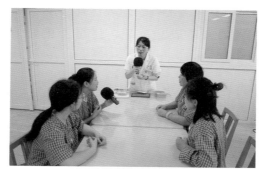

图 8 - 13

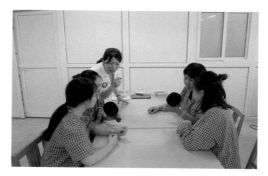

图 8 - 14

五、训练效果

团体言语康复训练能为患者营造一种社交环境，可以提高患者的功能性语言、表达性语言、接收性语言、语用语言等能力。

帮助患者回归群体的言语交流生活，助力身心改善，构建生活热情，让患者更畅快地表达自己。

激发患者的言语表达欲望，让患者更好地融入集体生活。

实例二　运动性构音障碍患者团体言语训练

一、康复评估

4 名患者均是运动性构音障碍患者，年龄段为 40～65 岁，均属病程 6 个月以内的新发卒中患者。现阶段言语清晰度差，日常交流困难，存在很明显的构音点错误。有明显的鼻音化（鼻漏气）语言；存在较明显的音位的置换（g、k→d、t；zh、ch→z、c）现象和错音（j、q、x）；舌运动范围减小，协调性差；唇运动基本可完成。根据 4 名患者的言语评估结果，结合患者的心理情况，调整治疗方案，每周进行 2 次团体言语康复训练。

二、设计理念

在 ICF 理论指导下根据构音障碍患者言语障碍的特点组织集体交流及训练。患者通过彼此的沟通，能辨别自己的言语错音及言语流畅性等问题，改善言语交流的清晰度及交流的效率，激发交流的热情，促进自身社会交往能力的提升。

三、康复计划

患者在治疗师的带领下进行简单的自我介绍和问候，增进彼此感情，加强团体沟通，可适当进行分组。

集体进行头颈、唇舌、面部肌肉的放松训练及肌力增强训练，提高构音器官运动的协调性和灵活性。同时可以相互提醒和纠正彼此的错误运动模式。呼吸与发声的训练可增强呼吸肌的肌力，提高音量。同时进行腭咽功能训练改善腭咽闭锁功能，克服鼻音过重现象。

集中进行纠音训练，将患者的错音分解，进行构音类运动的分解练习，并进行专项训练。

进行集体唱歌或朗读训练，在唱歌的同时注意言语语调韵律的控制能力。朗读时注意字词的清晰度、换气与停顿，尽量保持均匀语速。

四、实施过程

项目一：头颈放松训练

按照指令让患者依次做出颈部前屈后伸运动、左右侧屈运动、头部左右旋转运动。每个方向做 5 遍，注意动作缓慢匀速，切勿运动过快，头颈有任何不适立即停止此项运动。通过头颈部的运动让患者头颈部的肌肉充分放松，同时让大家都能安静下来，专注当下的状况，将注意力完全集中在团体训练的项目上（图 8 - 15、图 8 - 16）。

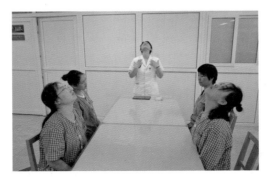

图 8 – 15

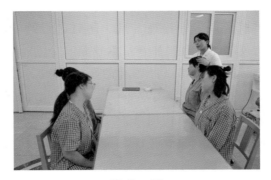

图 8 – 16

项目二：唇舌及下颌运动训练

按治疗师的要求依次做舌的伸缩运动。注意伸和缩是一组运动，每组运动重复进行 10 次。要求主动伸舌做到最大程度，在最大程度处保持 3 秒，然后主动做舌的回缩运动。注意做回缩运动是主动控制着去做而不是依靠惯性把舌缩回口腔。之后做舌体的左右摆动运动，舌尖先舔向左侧嘴角，再舔向右侧嘴角。每组重复 10 次，要求舌尖每一次尽量舔到口唇的最左侧和右侧。接下来是舌尖舔上下唇的动作，尽可能都做到最大程度，每组重复 10 次。最后可以让患者舌围绕口腔做均匀的环转动作，可由顺时针进行也可由逆时针进行，重复 5 次。最后可以反复做弹舌运动，坚持 30 秒，要求声音响亮，舌充分用力。

　　通过构音器官检查，可以发现几乎所有患者都存在舌唇运动不良。舌唇运动不良会使发音歪曲、置换或难以理解。因此，应训练患者唇的张开、闭合、前突、缩回和舌的前伸、后缩、上举、向两侧的运动等。训练时面对镜子，使患者便于模仿和纠正动作。症状较重的患者可以用压舌板和手法协助其完成。另外，可以用冰块摩擦面部、唇舌以促进运动。下颌肌麻痹的患者可能会出现下颌的下垂或偏移而使唇不能闭合，治疗师可以把左手放在患者的颌下，右手放在其头部，帮助患者做下颌上举和下拉的运动，帮助双唇闭合（图 8 - 17、图 8 - 18）。

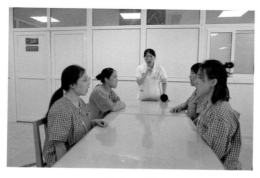

图 8 - 17

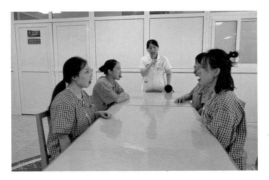

图 8 - 18

项目三：呼吸与发声训练

让患者做腹式呼吸训练等放松训练，注意深长地吸气，漫长地呼气，可以多做几组。注意提醒患者将注意力全部放在呼吸训练上，关注呼气和吸气。做好呼吸调整后可进行发音训练，在最大呼气后尽可能长地发"啊——"音，并尽可能声音洪亮、吐字清晰，记录发音时长。在第二次发音的时候依然是深吸气做最长发音训练，要求比第一次发音时间长。如此反复训练 5~8 组，训练延长患者的最长发音时间。

呼吸气流量及呼吸控制是正确发声、发音的基础。呼吸训练应视为重度患者首要的训练项目。训练时取仰卧位或坐位。仰卧位，双下肢屈曲，腹部放松，平稳呼吸，治疗师的手平放在患者的上腹部，在吸气末时随患者的呼气动作平稳施加压力，通过横膈上升运动使呼气相延长。坐位放松，治疗师站在患者的前方或侧前方，双手放在患者胸廓的下部，在呼气末轻轻挤压，使呼气逐渐延长。病情改善后或轻中度患者，可采用吹吸管、吹乒乓球、吹哨子、吹喇叭等乐器、吹蜡烛、吹羽毛、吹纸张等方法（图 8 - 19、图 8 - 20）。

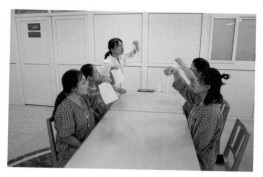

图 8 - 19

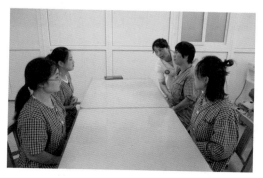

图 8 - 20

项目四：腭咽功能训练

软腭咽肌无力或不协调，造成腭咽闭锁功能障碍，鼻音过重。训练目的主要是加强软腭肌肉强度，以克服鼻音过重。

推撑疗法：患者两手放在桌面上向下推；两手掌由下向上推；两手掌相对推或两手掌同时向下推，并同时发[au]的声音。随着一组肌肉的突然收缩，其他肌肉也趋向收缩，增加了腭肌的功能。另外，训练发舌后部音如[ka][kei][k'a][k'ei]等也用来加强软腭肌力（图8 - 21、图8 - 22）。

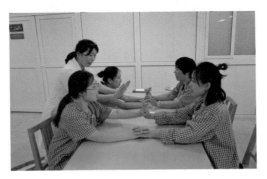

图 8 −21

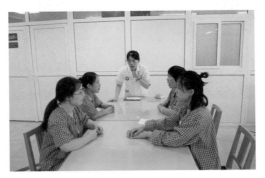

图 8 −22

引导气流法：引导气流通过口腔，减少鼻漏气。如吹吸管、吹乒乓球、吹哨子、吹奏喇叭等乐器、吹蜡烛、吹羽毛、吹纸张等。

项目五：构音训练（10分钟）

根据患者的功能情况选择合适的构音训练方法。构音训练有以下具体的方案：

（1）发音的训练　先训练发元音，然后发辅音。辅音先由双唇音开始，如[p][p'][m]等。能发辅音后，辅音与元音相结合，发音节[pa][p'a][ma][fa]等。从元音加辅音再加元音的形式，最后过渡到字、单词和句子的训练。在训练发音之前，要依据构音检查中构音类似运动障碍的结果，进行该音的训练，使发音准确，然后再纠正其他的音。

（2）辨音训练　根据构音障碍检查结果针对构音有明显错误的地方进行纠音训练。重点是找对错误音节的错误音点，进行音节的纠音训练。对音的分辨能力对准确发音很重要，所以要训练患者对音的分辨，首先要能分辨出错音，可以通过口述或放录音。各个音节的发音部位和发音方式如表8-1所示。

（3）减慢言语速度　利用节拍器控制速度，由慢开始逐渐变快，患者随节拍器的节拍发音可明显增加言语清晰度和理解度（图8-23、图8-24）。不适合重症肌无力的患者。

表 8-1　发音部位和发音方式

发音方式			唇音		舌尖音			舌面音	舌根音
			双唇音	唇齿音	舌尖前音	舌尖中音	舌尖后音		
鼻音	清音								
	浊音		m			n			（ng）
塞音	清音	不送气	b			d			g
		送气	p			t			k
	浊音								
塞擦音	清音	不送气			z		zh	j	
		送气			c		ch	q	
	浊音								
擦音	清音			f	s		sh	x	h
	浊音						r		
边音	清音								
	浊音					l			

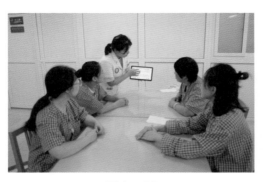

图 8-23

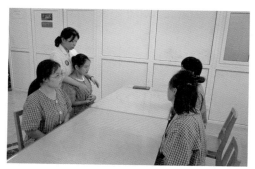

图 8 –24

（4）克服费力音的训练　费力音常常由声带过分内收所致，声音好似挤出来的。治疗目的是获得容易的发音方式。打哈欠的方法很有效。另一种方法是训练患者发［x］音。此音是由声带的外展产生的，因此也可用来克服费力音。

（5）克服气息音的训练　气息音常常由声门闭合不充分引起。推撑方法可以促进声门闭合。另一种方法是用一个元音或双元音结合辅音和另一个元音发音。对单侧声带麻痹的患者，注射硅可用来增加声带的体积，当声带接近中线时，可能会产生较好的声带震动（图 8 –25、图 8 –26）。

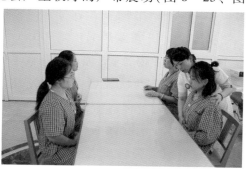

图 8 –25

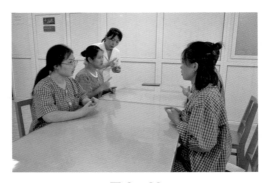

图 8 - 26

（6）语调训练及音量的练习

语调训练：训练者发音由低向高，乐器的音阶变化。

音量训练：呼吸是发音的动力，自主的呼吸控制对音量的控制和调节也极为重要。因此，要训练患者强有力地呼气并延长呼气的时间，以及将音量由高至低地进行调节变换等。

项目六：协调发音训练

依次练习［ba］（双唇音）、［da］（舌尖前音）、［la］（卷舌音）、［ka］（送气舌根音）的发音训练，锻炼唇舌的协调性。也可变换为［pa］（送气双唇音）、［da］（舌尖前音）、［la］（卷舌音）、［ga］（舌根音）的练习。在此基础上可以增加难度和次数。每个音节两次或更多次地完成各个音节的顺序性训练，注意每个音节都清晰正确。

项目七：朗读训练或唱歌训练

治疗师选择一篇短文带领患者一起朗读，注意停顿和换气。可以是两人一起读，也可以是每人轮流进行朗读训练。或者选择一首歌曲，注意歌曲的节奏、韵律及气息的控制。同时活跃气氛，增加训练的趣味性，调动大家的积极性，增强交流的信心。在轻松愉悦的环境中结束本次团体言语训练(图 8 - 27、图 8 - 28)。

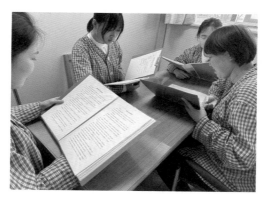

图 8 - 27

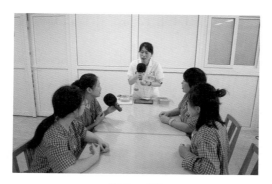

图 8 - 28

五、训练效果

患者的言语清晰度较前明显提高，自发语增多，见人能主动打招呼问好，交流热情得到激发。

训练后交流信心增强，且能主动与家属和其他患者表达自己的所需，日常交流明显改善，减少了照料者因交流问题造成的负担。

团体训练通过设计不同的训练项目或设定不同的场景进行语言交流，促进自发语言和主动性的语言交流，进一步促进患者交流能力的提高。

实例三　认知障碍患者团体言语训练

一、康复评估

李某某，大专，MMSE 17 分，中度认知障碍。
王某某，文盲，MMSE 13 分，中度认知障碍。
梁某某，小学，MMSE 12 分，中度认知障碍。
年龄段：35～65 岁。

二、设计理念

认知团体训练采用小组训练模式，由治疗师设定不同主题，创造出轻松祥和的气氛，引导患者进行讨论及动手操作，通过对兴趣专题的讨论、互动激发潜能，激活动力，提高 ADL 能力。

开组准备：选取 4～8 人对每位认知障碍患者进行评估及生活文化背景调查并访问，寻找出患者间容易互动、易产生共鸣、有共同文化背景下普遍感兴趣的主题。由 2 名工作人员执行，几名情况相近的轻中度认知障碍患者(其中的 1 名可以是协助治疗师或义工），进行每周 1 次的设定不同主题的小组训练。

三、康复计划

1. 提出问题，引导患者回答相关关键词，增强其认知与语言表达能力，将其带回现实日常生活中。

2. 患者之间分享与本次训练有关的相关体验，多感官的刺激和参与加速语言认知能力重塑。

3. 让患者间了解各自往常的生活及工作，找到共同话题。

4. 治疗师及患者总结今日的讨论，各抒己见，引导患者提高主动语言表达能力。

5. 最后治疗师感谢每一名患者的参与与投入，提醒每名患者下一次集体课的时间及内容，带上自己的成果相互道别。

四、实施过程

训练内容由易到难，逐一欢迎每一名患者，治疗师引导患者自我介绍，相互认识，建立关系。让每名患者积极参与、相互接纳、彼此尊重。

任务方法：治疗师展示生活中常见日用品、水果、生活能力等卡片，引导患者回答卡片展示的是什么东西，作用是什么，如何给不同的卡片进行分类，同类别如何进行指示性操作（图 8 - 29、图 8 - 30）。最后共同确定操作流程。

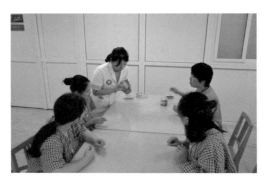

图 8 - 29

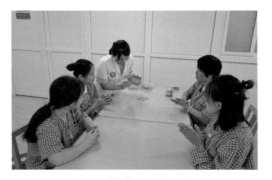

图 8 - 30

兴趣法：发现并利用患者感兴趣的东西和熟悉的活动来刺激其使其注意。例如治疗师用扑克牌从 A 开始，引导患者逐一往下按大小排序；之后 4 人相互抽取扑克牌出对子，逐级增加难度的操作。每组 2 次，每次 10 分钟（图 8 -31、图 8 - 32）。

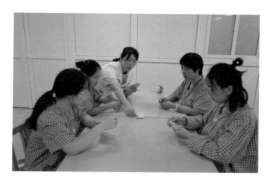

图 8 –31

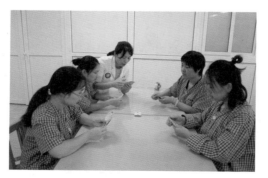

图 8 –32

示范法：治疗师亲自示范想要患者做的动作，并给予语言的提示，调动患者的视觉和听觉，使其加强注意。例如写毛笔字，一边让患者看到流畅的动作，一边讲解流程和书写的要领。待患者有了初步的认识后先从仿写再到命题书写。每组 2 次，每次 10 分钟（图 8 –33、图 8 –34）。

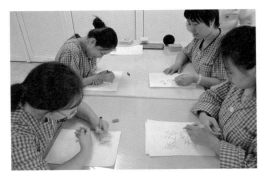

图 8 - 33

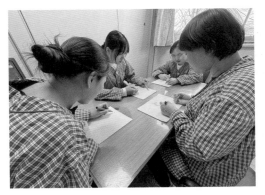

图 8 - 34

　　猜测游戏：桌上摆放两只不透明杯子和一个乒乓球。治疗师在患者的注视下将两个杯子反扣在桌子上，其中一只杯子反扣在球上，要求患者指出哪只杯子有球。治疗师双手移动交换杯子的位置，再让患者指出哪只杯子有球。鼓励患者采取举手抢答方式，猜对者给予奖励，从而增加所希望的注意行为出现的次数。期待的注意反应出现后，立即给予患者小红花奖励,以达到强化目的(图 8 - 35、图 8 - 36)。

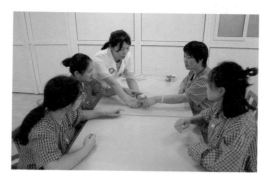

图 8 -35

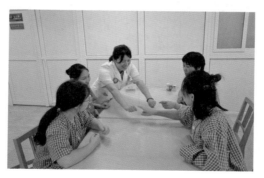

图 8 -36

分类法:每 2 名患者一组,治疗师发出一个成语接龙指令,由患者轮流或交替接龙。要求患者以互助的方式参与,调动患者的积极性与参与性(图 8 - 37、图8 - 38)。

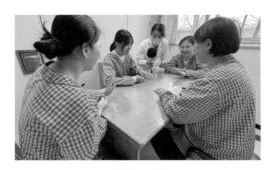

图 8－37

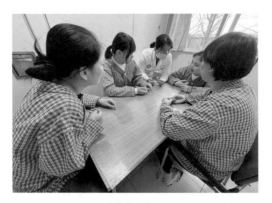

图 8－38

记忆法：通过认知记忆训练系统对患者采用图形或人脸识别方法给予其一个短期瞬时记忆。治疗师在电脑软件上播放一组图片，规定记忆时间，然后让患者回答不同的物品在相应的哪个位置摆放（图 8－39、图 8－40）。

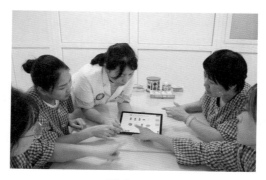

图 8 −39

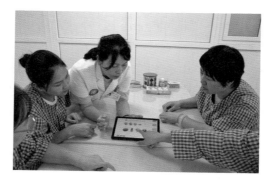

图 8 −40

五、训练效果

MMSE 评分平均增长 5 分，注意力、执行力和记忆力提高最明显。

改良 Barthel 指数（MBI）评分平均增长 15 分，提示生活自理能力明显提升。

训练后观察到患者的自信心明显增强，笑容明显增多。多量表评估记录训练前后变化。

第九章

团体心理训练实例

实例一　偏瘫患者团体心理训练

设计由来：脑卒中起病急、病情重，康复期的患者在脱离了生命危险后，常常开始触及和面临身体的失能：运动功能障碍的患者因失能而产生自卑情绪；言语障碍的患者因无法言说，难以与人进行简单的沟通而感到孤独、烦躁；感觉障碍的患者因自己感觉异样而烦躁不安，难以摆脱；等等。患者在进行康复训练中也容易被动消沉，缺乏信心和能动性。针对这类患者，应释放和缓解其不良情绪，提升其生存信念和康复信心，使其积极配合药物治疗和康复训练，积极面对人生的挫折。

团体名称：又见阳光。

团体规模：4~6人。

团体对象：卒中后康复期患者（可有家属陪同），无失语、无认知障碍，排除重度焦虑、抑郁者，40~65岁。

团体性质：封闭式团体。

团体组织者：督导刘睿，领导者黄荣，协同领导者田创。

活动频率：每次 1 小时，前 4 次以每周 2 次的频率进行，共 5 次。

活动地点：康复科 PT 大厅。

团体目标：释放与缓解焦虑情绪，客观认识自身的情绪。

活动方案：见表 9－1、表 9－2，图 9－1。

表 9－1　活动方案

次数	单元名称	单元目标	活动内容	所需材料
1	你我相识	促进成员的相互了解，引导成员积极性，增强凝聚力	介绍和明确团体规则； 交流病情； 自我介绍； "你问我答"； 成功病例	明信片、笔和硬质垫板
2	你我相知	进一步建立成员间的信任；认识和了解每个人的情绪过程，学习应对不良情绪	转圈打招呼； 情绪分享； 情绪汇总； 理性识别与应对； 欣赏歌曲	准备歌曲
3	你我相惜	使用绘画方式舒缓心情；以"角色互换"做治疗，进一步增进成员间的熟悉和了解	游戏"肖像接力""角色互换"； 我来说一说； 大合唱《真心英雄》	纸张、彩笔、硬质垫板、歌曲

续表

次数	单元名称	单元目标	活动内容	所需材料
4	你我相伴	进一步鼓励成员情绪分享，引导成员间相互支持	情绪分享；"吹走坏情绪"；合唱《真心英雄》	纸杯、乒乓球、记号笔、歌曲
5	你我有缘	结束团体；促进成员之间的情感表达，相互祝福与鼓励	回顾与分享；书写、赠送祝福；拍照留念；合唱《真心英雄》	

表9-2　具体方案

第一单元　你我相识
促进团体成员之间的相互了解，引导成员积极性，增加凝聚力

(1)团体领导者介绍此次团体的意义，大家共同商议团体的规则、团体的保密协议的合理性，共同制订团体规定及保密原则。
(2)通过轮流介绍每个患者的起病、就诊过程及就医经历等，初步建立信任感。
(3)口头自我介绍，包括姓名、职业、籍贯、照料者、平时的爱好等信息。然后发放明信片完善个人信息，随后进行游戏"你问我答"，将每个人的信息对号入座。
(4)治疗师为大家介绍病区以往康复案例，通过成功的案例帮助大家重拾康复的信心和动力

第二单元　你我相知
进一步建立成员间的信任，认识和学习不良情绪的产生与应对方法

续表

（1）转圈打招呼：你好，我是……，我知道你是……

（2）分享疾病中的情绪：引导每名患者主动分享本次生病的内心感受和情绪状态，注意观察和引导患者之间、家属和患者之间的互动。

（3）情绪汇总：治疗师汇总整理共同面临的情绪困扰，提供对情绪的理解。大家探讨情绪下的需求及如何应对，方法如自我调节、寻求身边的支持等。

（4）团体领导者为大家讲解不良情绪产生的原因，增加自我理解，学会识别和接纳自己，引导大家理性面对。

（5）欣赏歌曲《真心英雄》

第三单元　你我相惜
使用绘画方式舒缓心情，以"角色互换"的方式做治疗，增进成员间的进一步熟悉和了解

（1）游戏"肖像接力"：2人一组，接力完成其他成员的一幅绘画作品，可以扩大他人的肖像特征，切记不可夸大他人的短板，完成后在集体中猜测、描述、讨论肖像画上的人是哪位成员。

（2）以"角色互换"的方式做治疗：通过近期的治疗，把自己掌握的一些简单的康复技术手法运用到其他患者的身上，相互评价谁做得最专业。

（3）说说最近的康复变化：邀请患者讲述自己在康复中的变化、遇到的困难，大家一起想办法。

（4）带领大家熟悉歌词，大合唱《真心英雄》

第四单元　你我相伴
进一步鼓励成员情绪分享，引导成员间相互支持

（1）情绪分享：交流康复治疗的进展与负面情绪。治疗师在过程中引导患者表达情绪，鼓励成员间的相互支持、包容，转化成员间的情绪。

（2）"吹走坏情绪"：在乒乓球上写下自己的坏情绪，如焦虑、抑郁，通过游戏的方式赶走不良情绪，舒缓心情。

（3）合唱《真心英雄》

续表

第五单元　你我有缘 结束团体；促进成员之间的情感表达，相互的祝福与鼓励
(1)回顾与分享：总结分享自己在本次团体中的感受和心得，分享对未来的期待。 (2)书写、赠送祝福。 (3)拍照留念，大家相互握手、拥抱，随后打印照片，每人1份。 (4)合唱歌曲《真心英雄》收尾

效果评估：团体心理训练开始前、团体心理训练第3次结束及团体心理训练结束后，分别评估患者的焦虑、抑郁情绪和睡眠质量，采用SAS、SDS和匹兹堡睡眠质量问卷进行评估，对比前、中、后3次的情绪评估结果，评估团体心理治疗的疗效。

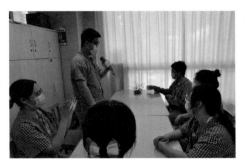

图9-1

实例二　截瘫患者团体心理训练

设计由来：脊髓损伤患者多为车祸和高处坠落伤，瞬间的意外改变了患者原有生活的种种，突然出现的躯体运动障碍使患者产生了巨大的心理压力，对未来的生活感到困难和无望，对家人感到亏欠和内疚，难以面对和适应。通过团体心理训练，让患者认识到其并非独自在经历磨难，帮助患者增加积极认知，释放负性情绪，增加稳定感，适应新的生活。

团体名称：走进新生活。

团体规模：3～6人。

团体对象：康复科胸段腰段脊髓损伤患者，可坐轮椅1小时，上肢肌力基本正常，年龄35～65岁，文化程度初中及以上。

团体性质：封闭式团体。

团体组织者：督导刘睿，领导者黄荣，协同领导者田创。

活动频率：每次1小时，每周2次，共5次。

活动地点：康复科PT大厅。

团体目标：改善认知，增加积极认知，释放负性情绪，增强稳定感。

活动方案：见表9-3、表9-4，图9-2至图9-5。

表9-3　活动方案

次数	单元名称	单元目标	活动内容	所需材料
1	初见	相互认识，相互熟悉，介绍团体内容、目的	团体契约； 手指操"黄鹂鸟"； 游戏"连环自我介绍"； 游戏"左手抓右手逃"； 播放歌曲《隐形的翅膀》	团体契约，音乐，治疗前、中、后三阶段拍照、录制视频

续表

次数	单元名称	单元目标	活动内容	所需材料
2	我画我心	通过绘画释放情绪,绘画分享让成员更加凝聚	"左手抓右手逃";"曼陀罗绘画";绘画分享;欣赏歌曲《隐形的翅膀》	画板、画纸、画笔、歌曲
3	我的小故事	成员分享自己的入院故事,释放负面情绪,回归理性认知	热身游戏;故事分享;治疗师总结;欣赏并合唱歌曲《隐形的翅膀》	纸巾、歌曲
4	让我找到你	通过正念冥想寻找身体的感觉,分享受伤的故事,释放负面情绪	游戏"木头人";正念冥想;分享冥想中感触;总结;欣赏并合唱歌曲《隐形的翅膀》	冥想音乐、歌曲
5	大家来助力	邀请科室相关医护对患者的后续康复助力,结束团体活动	回顾与分享;书写、赠送祝福;拍照留念;合唱歌曲《隐形的翅膀》	提前录制准备视频

表9-4 具体方案

第一单元 初见
相互认识,相互熟悉,介绍团体内容、目的

团体领导者引导成员及家属围成一圈就座,向大家问好并自我介绍,说明本次团体的参与者及活动的时间、形式等。
(1)领导者向成员介绍本团体的目的和意义,共同制订和签署团体契约。

续表

（2）手指操"黄鹂鸟"：领导者带领大家一起学习手指操，减轻成员的紧张感。

（3）游戏"连环自我介绍"：①领导者说明连环自我介绍的游戏规则，说清籍贯、职业、擅长什么和姓名。②大家讨论商议游戏开头的第一人、最后一人，明确游戏顺序。③成员注意力集中，认真参与识记每个成员的个人信息，加深彼此认识，促进相互了解。④领导者简要总结活动，并引入下一个活动。

（4）游戏"左手抓右手逃"：①领导者说明游戏规则和目的，通过手指的接触，让成员间有更多的接触与了解。②实施游戏，领导者留意每个成员的状态和反应。③邀请大家简单分享游戏中的感受。

（5）领导者总结本单元的活动，预告下一单元的主题。

（6）播放歌曲《隐形的翅膀》

第二单元　我画我心

通过绘画释放情绪，绘画分享让成员更加凝聚

团体领导者引导成员及家属围成一圈就座，向大家问好，简要说明第二单元的活动及目的。

（1）热身游戏：手指游戏"左手抓右手逃"。

（2）实践"曼陀罗绘画"：①领导者简要介绍"曼陀罗"及其意义，说明曼陀罗绘画的独特效果。②每名成员完成曼陀罗绘画（提前准备好画好大圆形的画纸、画笔、画板等），播放舒缓的背景音乐，让成员在放松与安宁中完成曼陀罗绘画。

（3）曼陀罗绘画分享：①领导者介绍绘画过程中每个人的情感流动与背后的故事间的关联，邀请成员分享画中的故事由来及过程。分享过程中保持安静，其他成员不评判、不建议。②每个成员分享结束，领导者给予肯定与支持，正性引导。遇到成员的负面情绪，允许情绪自然流露，但应注意调节情感流露的深度与时间。

（4）治疗师总结曼陀罗绘画所带来的触动与影响，感谢成员的投入与分享。总结本单元的活动。

（5）大家一起欣赏歌曲《隐形的翅膀》

续表

第三单元　我的小故事
成员分享自己进入医院的故事，释放负面情绪，回归理性认知
团体领导者引导成员及家属围成一圈就座，向大家问好，简要说明第三单元的活动及目的。 (1)热身游戏"一只青蛙跳下水"：领导者介绍游戏规则，引导大家持续游戏，并留意每个成员的情绪与投入状态。 (2)我的生命故事：①领导者引入大家相聚的缘由，引导成员逐一分享自己这次进入医院的生命故事，播放舒缓的背景音乐。成员分享过程中其他成员不打断、不评论。②成员分享：每一名成员分享结束后，领导者做简要的情感支持，并邀请其他成员一起为分享。成员做一个支持的手势，比如大家的手背搭在一起，或者每个人同分享者手紧握一次手并说一句"你很勇敢"。 (3)领导者对大家分享的回应与总结，深入情感层面的感谢。 (4)播放并合唱歌曲《隐形的翅膀》
第四单元　让我找到你
通过正念冥想寻找身体的感觉，分享受伤的故事，释放负面情绪
团体领导者引导成员及家属围成一圈就座，向大家问好，简要说明第四单元的活动及目的。 (1)体验热身游戏"木头人"。 (2)体验正念冥想：领导者引导全体成员深呼吸放松训练，通过身体"扫描"，静心感知自己的每个身体部位，可以引导成员去寻找胸腰段以下的身体感觉。 (3)分享冥想中的所感、所思、所想：领导者邀请每名成员分享在冥想中的体验，尤其注意处理受损肢体的感知觉，注意处理成员的情绪(哭泣、悲伤等)，以接纳为主。 (4)领导者对本单元活动小结。 (5)大家手拉手，一起欣赏和合唱歌曲《隐形的翅膀》
第五单元　大家来助力
邀请科室相关医护对患者的后续康复助力，结束团体活动

续表

团体领导者引导成员及家属围成圆圈就座，向大家问好，简要说明最后一个单元的活动及目的。

（1）邀请康复科张建设教授为团体成员介绍脊髓损伤的治疗及预后相关知识，让大家对自身疾病有正确的认识。

（2）邀请孙建淼治疗师长为团体成员介绍功能锻炼的方法和轮椅使用及转移的技巧。

（3）邀请梁红涛护士为团体讲解相关并发症的预防和护理要点。

（4）团体成员提问环节，可提问自己在治疗中存在的困惑和疑虑。

（5）团体领导者为大家重燃希望，加强患者正性希望，去除负性思维。

（6）播放每个成员初入科室、中间进展、目前变化的视频。

（7）大家同唱歌曲《隐形的翅膀》，最后拍照结束

效果评估：团体心理训练开始前、团体心理训练第3次结束及团体心理训练结束后，分别评估患者的焦虑、抑郁情绪和睡眠质量，采用 SAS、SDS 和匹兹堡睡眠质量问卷进行评估，对比前、中、后3次的情绪评估结果，评估团体心理治疗的疗效。

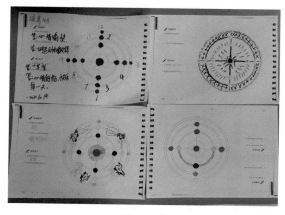

图 9-2

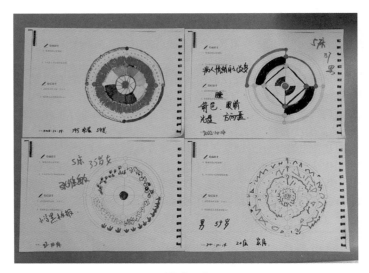

图 9 −3

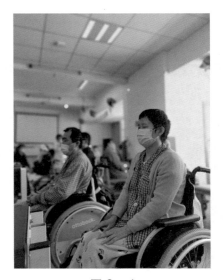

图 9 −4

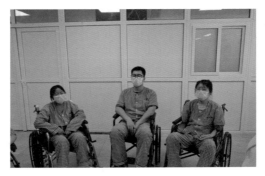

图 9 -5

实例三 老年患者团体心理训练

设计由来：患者因年纪大、依从性差或错过最佳康复时间等原因导致康复缓慢，需要长期反复住院，致使患者烦躁、孤独、忧郁、沮丧、矛盾且情绪不稳，有的甚至有轻生的念头。通过团体心理训练，缓解老年患者负性情绪及压力，增强患者的心理弹性。

团体名称：牵手你我他——夕阳红团体。

团体规模：4~8 人。

团体对象：康复科多病种疾病反复长期住院康复的老年患者；意识清晰，或轻度认知功能障碍、轻度言语障碍；55~75 岁。注意：每位成员需 1 名家属陪同。

团体性质：开放式团体。

团体组织者：督导刘睿，领导者黄荣，协同领导者田创。

活动频率：每次 1 小时，每周 1 次，共 5 次。

活动地点：康复科 PT 厅。

活动方案：训练开始前，设计海报招募成员，向所有人介绍团体活动的内容，并采取自愿参与的形式加入团体，见表9-5，图9-6。

表9-5　具体方案

第一单元(热身阶段，相互认识，寻找知音)
团体领导者引导成员及家属围成一圈就座，向大家问好，简要说明本团体、本单元的活动及目的。 (1)引导成员自我介绍：领导者开场，向成员自我介绍，然后邀请成员进行自我介绍。每个成员根据自己的情况简单介绍，并说明参加本团体的期望。 (2)身边的好伙伴：领导者根据前期招募访谈情况，提前选定两名心态积极正向的老成员向大家讲述住院过程及改变与收获，为其他人提供正面的榜样。 (3)我们的时光：领导者选取20世纪五六十年代生人的生活场景图片、互动游戏娱乐图片、上山下乡生活经历、歌曲等资源，播放给大家观看，让大家讨论。通过回忆青春过往引起大家的共鸣，寻找时代知音。 (4)选定"我们的歌曲"：领导者引导大家商议选择，明确一首歌曲作为团体代表歌，并利用休息时间熟悉回顾
第二单元(获得情感支持，打开心结)
团体领导者引导成员及家属围成一圈就座，向大家问好，简要说明第二单元的活动及目的。 (1)问题面面观：①领导者鼓励每名成员大胆表达自己当下面对的困难和心中的困惑、困扰，领导者对每个人的表达给予正面和简要回应。②面对每名成员的困扰与困难，领导者邀请其他成员发言，帮助成员寻找有益的办法。发言内容如涉及人身攻击时领导者应及时提醒，说明活动的意图是帮助患者找到切实可用的办法。领导者应始终保持包容、理解、支持、启发的姿态进行回应。 (2)放松训练：①播放舒缓音乐，领导者带领成员学习呼吸放松训练的技术。②邀请和引发大家分享在呼吸放松训练中的体验与感受。 (3)团体成员共同合唱选定的团体代表歌曲《夕阳红》

第三单元(相互倾诉，丰富生活，转移注意)
团体领导者引导成员及家属围成一圈就座，向大家问好，简要说明第三单元的活动及目的。 (1)唱起我们的团体代表歌：播放音乐，团体成员合唱歌曲《夕阳红》。 (2)分享我近期的时光：领导者邀请每名成员分享自己近期住院生活的情况，谈一谈现状，谈一谈改变，说一说变化的历程。领导者回应每名发言的成员，聚焦成员的积极变化与心路成长，发现与肯定成员的进步。对于未发言或自觉变化不大的成员，鼓励他们不仅要看到自己坚持不放弃的一面，也要勇敢打破自身束缚，寻求新方式。 (3)一起来玩吧：领导者对成员的兴趣爱好进行分组，根据不同的兴趣爱好，分组进行围棋、象棋、扑克等活动，丰富生活。 (4)再唱我们的团体代表歌：播放音乐，团体成员合唱歌曲《夕阳红》

第四单元(真情告白，集思广益)
团体领导者引导成员及家属围成一圈就座，向大家问好，简要说明第四单元的活动及目的。 (1)真情告白：领导者铺垫每名成员的背后并非一个人，而是一个家庭，引导成员关注身边的家属。请每名成员向自己的家人说一件有感触的事和一句心中的话。领导者注意关注每个家庭成员的反应，促进情感的流露及升华。 (2)我们在一起：通过拉手、搭肩、拥抱等肢体接触游戏，来增强成员及家属之间的积极感受，增加他们的信任、沟通和相互理解。 (3)我想问大家：领导者引导成员将自己觉得还有困难的问题分享出来，让全体成员群策群力，为他想办法。领导者回应每个人的发言，把握和引导成员发言的积极方面，改变和升华发言中的片面想法。 (4)唱起我们的歌：团体成员共同合唱团体代表歌曲《夕阳红》

续表

第五单元（以茶话会形式结束训练）
团体领导者引导成员及家属围成一圈就座，向大家问好，简要说明最后一个单元的活动及目的。 （1）我们的好榜样：领导者提前确定几名乐观积极的成员为榜样，邀请他们发言，分享和鼓励其他成员。 （2）我们的纪念：领导者分发卡片和笔，邀请大家写下未来的生活目标和计划；让大家相互交流并自愿相互留下联系方式，拉近彼此内心的距离。 （3）一起包饺子吧：带领大家现场包饺子、吃饺子，在娱乐的同时实现自我价值。 （4）合唱团体歌曲《夕阳红》并拍照留念

效果评估：团体心理训练开始前、团体心理训练第3次结束及团体心理训练结束后，分别评估患者的焦虑、抑郁情绪和睡眠质量，采用 SAS、SDS 和匹兹堡睡眠质量问卷进行评估，对有困难的成员可以采用患者健康问卷（PHQ-9）和广泛性焦虑量表（GAD-7）评估焦虑、抑郁情绪。对比前、中、后3次的情绪评估结果，评估团体心理治疗的疗效。

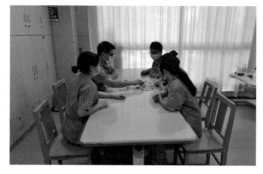

图 9-6

实例四 儿童团体心理训练

设计由来：儿童期是人身心发育最关键的时期。儿童因遭遇突发状况带来的躯体疾病和事件的影响，加上对医院环境不适应，会产生不同程度的恐惧、易激惹和不适感，如不及时对其进行心理调适，其可能会产生心理创伤，影响人格发育。团体心理训练，会不同程度地减轻患儿的恐惧和不适感，同时调节患儿父母的情绪，使其正确应对患儿的情绪，帮助患儿度过困难时期。

团体名称：向日葵行动——儿童团体心理调适。

团体规模：3~5人。

团体对象：康复科儿童住院患者，排除卧床患儿，6~12岁，需1~2位家长陪伴。

团体性质：封闭式团体。

团体组织者：督导刘睿，领导者黄荣，协同领导者田创。

活动频率：每次1小时，每周1次，共5次。

活动地点：康复科PT厅。

活动方案：团体开始前，设计海报，招募团体成员，向招募者及家长介绍团体活动的内容，并采取自愿参与的形式，见表9-6。

表 9-6　活动方案

第一单元(相互认识,消除陌生感)
团体领导者引导成员及家属围成一圈就座,向大家问好,简要说明本团体、本单元的活动及目的。 (1)观看动画短片:领导者播放皮克斯的动画短片《鹬》,与患儿共同观看并参与提问,邀请患儿自愿回答问题,以相互熟悉,消除陌生感。 (2)自我介绍:①领导者邀请每名患儿简要介绍自己的姓名、年龄、爱好等基本信息。②领导者发给每名患儿一顶空白帽子,准备画笔、颜料,让患儿任意画出自己的内在意象(感觉自己像什么物品、动物等)。患儿分享自己所画的图案,简单介绍。领导者回应每名患儿的介绍,并肯定每名患儿所绘图案的意义。 (3)认识医院:领导者提前准备关于医院的视频资料,通过视频、图片带领患儿认识医院,向患儿介绍医院每个科室,帮助他们熟悉医院,告诉患儿医务人员是像警察、老师、妈妈那样的善良象征,减轻患儿对医院的恐惧。 (4)小结:领导者小结本单元的活动,并再次播放开头的短片作为结束
第二单元(正视问题,解除心结)
团体领导者引导成员及家属围成一圈就座,向大家问好,简要说明第二单元的活动及目的。 (1)我们在这里相遇:领导者邀请患儿或家属简要介绍患儿入院的信息,通过家属介绍及自己介绍,患儿了解为何来到医院、什么时候可以回家、什么时候可以去学校等情况。领导者认真回应每个患儿和家长的介绍。 (2)我的医院生活:领导者邀请患儿说说住院后的生活,鼓励患儿表达自己的内心感觉和对自己疾病的认识情况。领导者回应每一名发言的患儿。 (3)曼陀罗绘画心理辅导:①领导者发给每名患儿和家属一张画有大圆圈的画纸,邀请患儿和家属在圆圈里作画。②绘画完成后,以

家庭为单位，患儿及家属分享各自的画作。再回到大组里，每个家庭选出发言人，分享家庭里每个人的作品及感触、认识。领导者对每个分享的人给予支持与肯定。

（4）大家一起观看皮克斯的动画短片《鹬》作为单元结束

第三单元（游戏环节，角色互换）

团体领导者引导患儿及家属围成一圈就座，向大家问好，简要说明第三单元的活动及目的。

（1）热身活动：套圈。领导者提前制作一些信息卡片，叠成不同形状，通过套圈的游戏让患儿参与，如吃药、晒太阳、体能训练、好好吃饭、打针等卡片，告知游戏规则并做出承诺。

（2）游戏：角色互换。①领导者准备一些玩具医用道具，讲明游戏规则。让患儿当医生、护士，让家属扮演患者，患者要呈现出各种各样的生活需求。②游戏结束后鼓励患儿分享自己刚才的经历：治疗的是什么病，怎么治疗，如何配合，印象深刻的是什么。对每个分享的患儿，邀请集体给其拍手鼓励。③治疗师总结照料者的不容易，患儿可以更多地理解爸爸和妈妈。

（3）游戏：气球绘画。①领导者讲明规则：先完成气球肖像画，再相互赠送。②发给每个人（包括每个患儿及其家属）一个气球，吹开气球，并在气球上画一个团体成员的肖像画。③送给那个团体成员，并在气球上写出你的祝愿和鼓励。

（4）大家一起观看皮克斯的动画短片《鹬》作为单元结束

第四单元（知识课堂）

团体领导者引导成员及家属围成一圈就座，向大家问好，简要说明第四单元的活动及目的。

（1）我来问问：邀请主管医生参与，患儿及家属可就想了解的任何问题向医生提问，请医生作答。

（2）医生有话说：请医生向患儿和家属讲清住院期间的基本要求，需要如何配合才能帮助患儿尽快恢复，鼓励并支持每个患儿及家属，减轻他们的思想负担，增强患儿和家属的康复信心。

（3）我来藏一藏：领导者提前布置好相关场地，选择有条件的安全

续表

的封闭环境，给患儿分组，带领患儿在病区内进行简单的捉迷藏游戏，帮助他们进一步熟悉医院环境，消除陌生、恐惧感，并建立同伴间的熟悉感。 (4)大家一起观看皮克斯的动画短片《鹬》作为单元结束
第五单元(结束团体)
团体领导者引导成员及家属围成一圈就座，向大家问好，简要说明最后一个单元的活动及目的。 (1)我来说一说：领导者邀请每个患儿逐一发言，分享自己生病以来的变化和进展。领导者需对每个患儿的分享进行回应。 (2)祝福卡：①患儿、家属、医生、护士现场写祝福卡，送上对每个患儿的祝福。②交换祝福卡。③邀请每个患儿分享其书写的祝福卡及赠送的对象。 (3)最后大家一起观看皮克斯的动画短片《鹬》作为活动结束，并拍照留念

效果评估：儿童情绪评估量表不多，可通过父母、医护人员的观察，以及儿童日常活动游戏的内容等方面进行大致了解。同时，心理治疗师在团体心理训练开始前和团体心理训练结束后分别进行1次儿童集体心理沙盘，从沙盘游戏的主题、呈现内容、互动情况等方面评估患儿的情绪是否改善及改善程度。

实例五　人际交往能力团体心理训练

设计由来：人际交往能力薄弱，性格内向且不善于表达的患者，往往内心敏感、细腻、封闭、容易紧张和焦虑。团体心理训练，能使患者与周围人的交际能力增强，相对自由地表达和展示自己，缓解住院期间的空洞感。

团体名称：与你同行——人际交往能力训练。

团体规模：4～10人。

团体对象：康复科患者，内向，不善于人际交往，不限病种，无言语障碍，35～55岁。

团体性质：开放式团体。

团体组织者：督导刘睿，领导者黄荣，协同领导者田创。

活动频率：每次1小时，每周1次，共5次。

活动地点：康复科PT厅。

活动方案：团体开始前，制作海报招募成员，并向其介绍团体活动的内容，采取自愿参与的形式，见表9－7，图9－7。

表9－7　活动方案

第一单元(结伴同行)
团体领导者引导成员及家属围成一圈就座，并向大家问好，说明本团体、本单元的活动及目的。 (1)热身游戏"谁是谁"：领导者提前准备好写着某种特征的信息卡，发给成员。规则是让他们在团体中寻找具有信息卡上特征的人，可逐个询问，率先填满卡片者胜出。通过游戏让大家在活跃的气氛中认识彼此，加深彼此印象，消除陌生感。 (2)自我介绍：领导者邀请和鼓励每个成员进行自我介绍，说明自己的优点，寻找和发现与自己有共同爱好的人。 (3)我的象征物：①领导者事先准备好一些象征物的卡片，有动物，有植物，让成员选择自己的象征物。②邀请成员分享自己所选的象征物(如老虎，可能表达自己在家庭中的地位)。分享结束后，领导者请所有成员跟分享者一起点赞。③分享环节结束后，请大家再次分享收到集体点赞的感受和体会，领导者积极回应每个成员的分享。 (4)欣赏与合唱《永远是朋友》

续表

第二单元（接纳自我）
团体领导者引导成员及家属围成一圈就座，并向大家问好，说明第二单元的活动及目的。 （1）热身游戏："乒乓球回家"。①领导者介绍游戏规则。②实施游戏，并留意成员的行为和情绪。③逐一分享游戏感触。领导者回应每个成员的分享，引导成员体会合作的力量。 （2）轻音乐治疗和冥想：①领导者组织大家围成一小圈，拉近椅子距离。②领导者引导成员安坐，放松呼吸，感受冥想——穿越云雾，更深一步地认识真实的自己。 （3）欣赏和合唱《永远是朋友》，结束本单元

第三单元（处理困境）
团体领导者引导成员及家属围成一圈就座，向大家问好，简要说明第三单元的活动及目的。 （1）热身游戏：拼搭积木。①领导者简要说明生活离不开合作的重要性。②领导者说明游戏规则，让成员学会先思考后行动及合作的力量，从而释放紧张的情绪，掌握自我放松的要领。③成员分享在游戏中的感触，其他成员在分享结束后一起为他点赞。 （2）自我小突破：①领导者讲明要求，成员可以有一次机会，向大家讲述自己的一件相对较小的心事，尝试进行自我小突破。②讲完后，其他成员进行反馈和支持，直到所有人分享完。领导者注意掌握时间。③分享时刻：每个人再次分享在上一轮分享中的感受，特别是得到其他成员反馈的感受，以及自己同平常有何差异。领导者留意集体的氛围并正面引导。 （3）欣赏与合唱《永远是朋友》，可每人一句歌词，再进行大合唱

第四单元（自我探索）
团体领导者引导成员及家属围成一圈就座，并向大家问好，说明第四单元的活动及目的。

（1）活动：曼陀罗自画像。①领导者讲明绘画要求。②播放舒缓的音乐，准备纸笔，让成员在一张画好大圆的画纸内作画，以任何形式如线条、人物、动植物等来代表自己，寻找和发现隐藏在心中的自我。这是一种独特的自我分析、自我展示的方法。③个人分享：每个人介绍自己所绘图像，为何要绘制这个图像，绘制中有什么联想，过程中是否注意到其他同伴。

（2）欣赏和合唱歌曲《永远是朋友》，结束本单元的活动

第五单元（相互鼓励告别）

团体领导者引导成员及家属围成一圈就座，并向大家问好，说明最后一个单元的活动及目的。

（1）天地游戏：①领导者介绍游戏规则，扔掉什么，收获什么。②领导者讲述塞翁失马的典故。③结合天地游戏和典故，分享游戏和典故带来的思考。领导者回应每个成员的发言，并正面引导与肯定。

（2）最后大分享：分享本次团体的感受及对团体的建议。

（3）我的心意：①领导者发放提前准备好的卡片。②成员填写心意卡。③相互交换心意卡。③分享自己送出的心意卡和收获的心意卡。

（4）领导者小结。

（5）合唱团体歌曲《永远是朋友》，拍照留念。团体成员相互握手拥抱、相互鼓励。领导者为成员建立微信群

效果评估：团体心理训练开始前、团体心理训练第 3 次结束及团体心理训练结束后，分别评估患者的焦虑、抑郁情绪和睡眠质量，采用 SAS、SDS 和匹兹堡睡眠质量问卷进行评估。对比前、中、后 3 次的情绪评估结果，评估团体心理治疗的疗效。

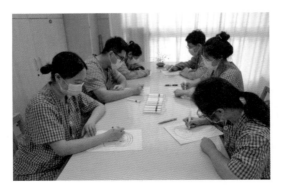

图 9 - 7

第十章

团体文娱训练实例

实例一　偏瘫患者上肢团体文娱训练

一、病例筛选

通过对 20 名患者进行肌力及 ADL 评估，筛选出 12 名患侧肢体肌力均在 3 级及以上，但上肢手运动功能恢复效果不理想，且手指精细运动差、灵活性差的患者。将这 12 名患者平均分为两组，一组为常规康复护理指导组，另一组为团体文娱康复组。针对团体文娱康复组的 6 名患者，采取每周 1 次的小组团体文娱训练，4 周为一个周期，一个周期后两组进行效果评价。

二、训练项目及方案

项目一：偏瘫体操

目的：提高躯体动态平衡、协调，锻炼上肢功能。

具体做法：6 名患者间隔 1m 取站位围成圆圈，选择舒缓放松的背景音乐，在护士指导下完成 4 个动作（图 10 - 1、

图 10 - 2)：①肩关节外展、内收、上举运动；②肘关节屈曲、伸直运动；③腕关节屈曲、伸展、背屈运动；④手指关节伸直和屈曲运动。

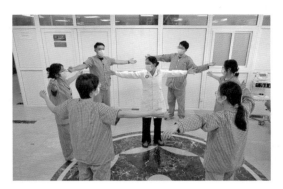

图 10 - 1

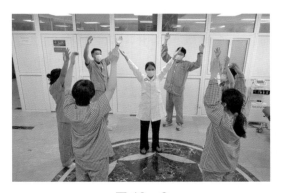

图 10 - 2

项目二：你抛我接

目的：增加躯体平衡，锻炼手与上肢的协调、控制。

具体做法：6 名患者均取坐位或站位围成圆圈，护士可站于圆心，指导患者双手举过头将篮球向护士或对面患者抛球或接球，患者手臂尽量举高，投球时应注意力度，向其他患者抛球时可控制球的方向，使患者向不同方向伸展上肢（图10－3、图10－4）。游戏反复进行。

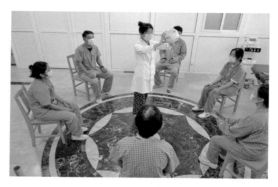

图 10－3

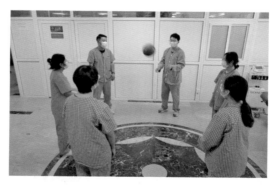

图 10－4

项目三：弹玻璃弹珠

目的：提高手指的灵活性、协调性。

　　具体做法：准备不同颜色的玻璃弹珠若干个置于容器内。患者2人一组面对面，取坐位，在桌面设置一条起始线。在护士的指导下，每名患者按照喜好选择弹珠，尽量使用患侧手从起始线开始将其弹至对侧，距离远者获胜(图10-5、图10-6)。

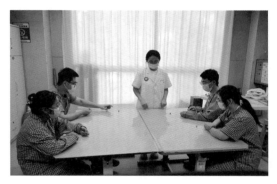

图 10 −5

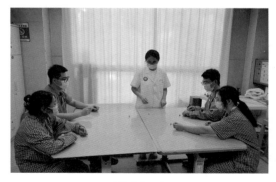

图 10 −6

三、训练效果（表 10 - 1）

表 10 - 1 训练效果

组别	肌力	ADL 评分	满意度	依从性	心理状况
常规康复护理指导组	3 级	50 ~ 55	一般	一般	焦虑
团体文娱康复组	4 级	51 ~ 60	明显提高	高	明显改善

实例二 偏瘫患者下肢团体文娱训练

一、病例筛选

通过对患者肢体肌力进行评估，筛选出 12 名下肢肌力均为 3 级的患者，平均分成两组，一组为常规康复护理指导组，另一组为团体文娱康复组。针对团体文娱康复组的 6 名患者，采取每周 1 次的小组团体文娱训练，4 周为一个周期，一个周期后两组进行效果评价。

二、训练项目及方案

项目一：闯关小游戏

目的：增强本体感觉和协调能力，提升下肢力量。

具体做法：整个游戏由 3 个小关卡组成，分别是上"山"、跨越障碍物、下"山"（图 10 - 7、图 10 - 8）。每名患者可在适当辅助下完成游戏，用时最少者获胜。

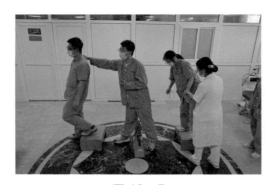

图 10 - 7

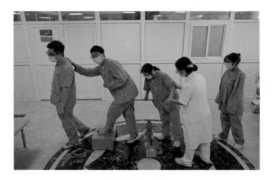

图 10 - 8

项目二：围圈踢球

目的：提高患者平衡能力，改善下肢的控制能力。

具体做法：患者取坐位围成一个圆圈，患侧下肢向各个方向进行互动踢球训练（图 10 - 9、图 10 - 10）。

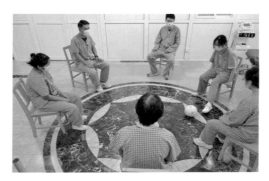

图 10 - 9

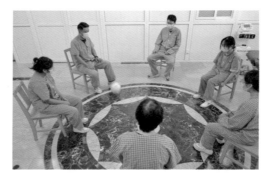

图 10 - 10

三、训练效果(表 10 - 2)

表 10 - 2 训练效果

组别	肌力	Berg 评分	满意度	依从性	心理状况
常规康复护理指导组	3 级	25 ~ 35 分	一般	一般	焦虑
团体文娱康复组	4 级	40 ~ 51 分	明显提高	强	明显改善

实例三　言语类团体文娱训练

一、病例筛选

通过对患者进行语言表达能力评估，筛选出 12 名认知功能正常、言语含混不清、表达不畅导致交流受损的患者，平均分为两组，一组为常规康复护理指导组，另一组为团体文娱康复组。针对团体文娱康复组的 6 名患者，采取每周 1 次的小组团体文娱训练，4 周为一个周期，一个周期后两组进行效果评价。

二、训练项目及方案

项目一：破冰游戏

目的：通过游戏的方式进行简单的自我介绍，锻炼患者的发音；增进患者之间的沟通交流，使患者之间能够达到共情。同类型患者之间不易产生自卑逃避心理，反而可以相互鼓励共同康复。

具体做法：患者与家属共同参与游戏，取坐位围成圆圈，随机播放音乐。音乐开始时进行话筒传递，由护士中途叫停，此时手握话筒的两人相互自我介绍。

项目二：词语接龙

目的：有效地训练患者的口语表达能力，提高表达的连贯性；刺激神经，形成良好的说话方式。

具体做法：第一名患者随意说出一个词语，下一名患者以词语的结尾字为下一个词语的开头字（可以是同音字，但是词语不得重复），中断或重复者接受游戏惩罚。鼓励患者朗读，对速度不做要求，尽量吐字清楚、发音清晰。

项目三：歌唱比赛

目的：促进患者言语功能康复，增加训练的趣味性，改善患者的焦虑、抑郁情绪。

具体做法：每名患者可自由演唱自己擅长的歌曲，也可集体合唱（图 10 – 11、图 10 – 12）。

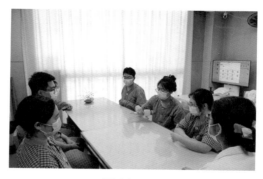

图 10 – 11

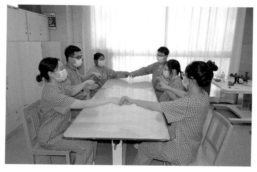

图 10 – 12

三、训练效果(表 10 - 3)

表 10 - 3　训练效果

组别	表达欲望	发音吐字	满意度	依从性	心理状况
常规康复护理指导组	抗拒	模糊	一般	一般	自卑逃避
团体文娱康复组	较强	较清晰	明显提高	强	接受治疗

实例四　肺功能团体文娱训练

一、病例筛选

根据患者病情,排除卧床患者,选择 12 名呼吸功能较弱的患者,平均分为两组,一组为常规康复护理指导组,另一组为团体文娱康复组。针对团体文娱康复组的 6 名患者,采取每周 1 次的小组团体文娱训练,4 周为一个周期,一个周期后两组进行效果评价。

二、训练项目及方案

项目一:小球赶路

目的:有效改善呼吸功能,促进软腭上抬。

具体做法:准备两个纸杯,第一个纸杯扣在桌子上,第二个纸杯正放,摆成一列,把小球放在第一个纸杯上,让患者通过吹气把小球吹至第二个纸杯里(图 10 - 13)。

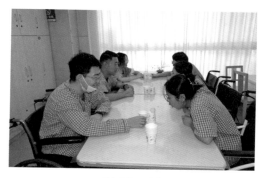

图 10 - 13

项目二：小球对抗赛

目的：锻炼肺功能，改善肺通气，增加胸廓活动度。

具体做法：患者两人一组面对面坐在桌子两侧，手拉手围成一个区域，将小球放入其中，两人朝对方的方向相互吹球（图 10 - 14）。

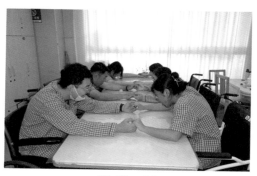

图 10 - 14

项目三：吸（吹）纸游戏

目的：增加胸廓活动度，提高咳嗽有效性。

具体做法：将一张薄薄的纸放在脸上，用鼻子吸住纸，比一比谁一口气吸纸的时间长；或将一张纸垂直放于患者口唇前方，让其用力呼气，尽力使纸张呈水平状（图 10 – 15）。

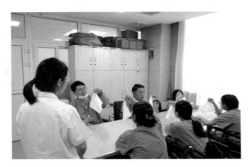

图 10 – 15

项目四：吹气球

目的：锻炼肺活量，增强呼吸肌力量，建立有效腹式呼吸模式。

具体做法：给每名患者发一个气球，让他们深吸一口气，尽力吹大气球，中途不许换气，比一比谁一口气把气球吹得更大（图 10 – 16）。

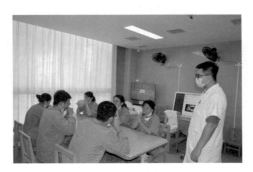

图 10 – 16

三、训练效果（表 10 – 4）

表 10 – 4　训练效果

组别	潮气量	最大通气量	咳嗽力	精神面貌	肺炎发生率
常规康复护理指导组	300 ~ 400ml	80 ~ 85L	弱	差	高
团体文娱康复组	400 ~ 500ml	90 ~ 100L	明显提高	好转	明显降低

实例五　脊髓损伤患者团体文娱训练

一、病例筛选

为使脊髓损伤患者更好地掌握疾病相关技能，选择 12 名胸腰段脊髓损伤患者，平均分为两组，一组为常规康复护理指导组，另一组为团体文娱康复组。针对团体文娱康复组的 6 名患者，采取每周 1 次的小组团体文娱训练，4 周为一个周期，一个周期后两组进行效果评价。

二、训练项目及方案

项目一：手卫生技能比赛

目的：使患者及家属认识到手卫生的重要性，有效降低尿路感染的发生率。

具体做法：在比赛前由护士向患者及家属演示"七步洗

手法"的具体步骤(图 10 – 17、图 10 – 18)。每一名患者及家属均可参与比赛,以操作规范程度进行评比,第一名可获得礼品一份。

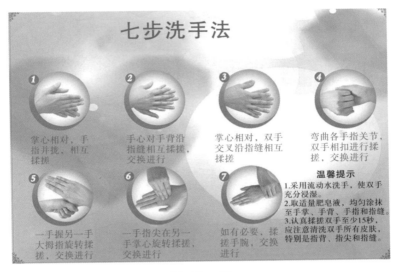

图 10 – 17

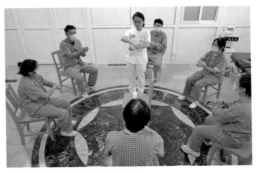

图 10 – 18

项目二：神经源性膀胱知识竞赛

目的：提高患者及家属健康教育知晓率，以及家庭自护能力。

具体做法：固定题目 50 道，现场抢答（家属及患者可共同作答），每答对一题可得 1 分，累计得分最高者可获得礼品一份（图 10 - 19、图 10 - 20）。

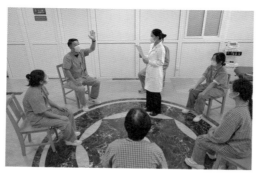

图 10 - 19

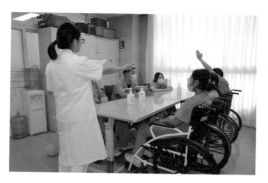

图 10 - 20

三、训练效果 (表 10 - 5)

表 10 - 5　训练效果

组别	健康教育知晓率	尿路感染率	接受度	满意度
常规康复护理指导组	92%	20%	一般	一般
团体文娱康复组	98%	未发生	高	高

　　每一次的团体文娱训练，就像是一场各自"发挥所长"的比赛，让不同病情的患者在同一个团体中得到了有针对性的训练，在快乐的体验当中逐渐获得康复。患者对训练都十分喜爱：

　　"在团体文娱训练中，我收获了以前床旁一对一护理指导时难以获得的快乐和成就感！"

　　"我喜欢争第一的感觉，团体文娱训练的游戏和比赛方式让我有了前进的动力！"

　　"感觉我又回到了以前和朋友在一起哈哈大笑的时候！"

　　……

　　康复的过程就像漫长的旅程，一个人前行总是孤独而焦急的，但团体的力量却是巨大的。创新、用心、多元的团体文娱训练，让患者们一起经历成长，激发他们对康复的积极性和主动性，促使他们在康复的道路上走得更快、更好、更愉悦，帮助他们一步一步回归家庭和社会，再次构建对生活的热情和期待。

第十一章

团体康复训练的效果研究

一、团体康复训练在脑卒中运动功能、ADL、言语及心理方面的应用

脑卒中是脑血液循环障碍引起的全面性或局限性功能缺损综合征，具有发病率高、致残率高的特点，可导致患者产生心理、生理、认知及社会功能的多种障碍。中国每年约有 200 万新发脑卒中患者，其中因各种功能障碍不能完全独立生活的占 70% ~ 80%，抑郁的发生率为 30% ~ 50%。

团体康复训练是一种为了某些共同目的，将具有相同功能水平或接受相近治疗内容的多名患者集中起来进行治疗的一种康复治疗方法。目前，团体康复训练在各个领域均有不同程度的应用，但其在脑卒中偏瘫患者的治疗中仍处于探索阶段。本研究将团体康复训练运用于脑卒中偏瘫患者的康复治疗，观察团体康复训练对此类患者肢体运动功能、日常生活活动能力、言语功能及心理状态的影响。

选取 2022 年 9 月至 2023 年 9 月，在空军军医大学第二附属医院康复医学科住院的脑卒中患者 80 例，随机分为对

照组（$n=40$）和试验组（$n=40$）。所有患者同时接受常规康复训练外，对照组给予个体康复训练，试验组进行团体康复训练，两组均共治疗 4 周。训练前后采用 Fugl-Meyer 量表（FMA）、改良 Barthel 指数（MBI）、焦虑自评量表（SAS）、西方失语成套测验（WAB）评估康复治疗的有效性。治疗前两组的各项评定指标比较，均无显著性差异（$P>0.05$）。治疗 4 周后，两组的 FMA、MBI、WAB 各项评分均较前增加（$P<0.05$），SAS 较治疗前改善（$P<0.05$），且试验组 FMA、MBI、WAB 中的自发言语、听理解及失语商（aphasia quotient，AQ）的提升幅度均高于对照组（$P<0.05$），试验组 SAS 改善幅度高于对照组（$P<0.05$）。结果显示团体康复训练能更好地改善脑卒中偏瘫患者的肢体运动功能、日常生活活动能力、心理焦虑程度及言语功能（表 11 - 1 至表 11 - 5）。

卞立等学者运用 Orem 自理理论以部分补偿系统为框架的团体作业治疗对脑卒中患者上肢进行干预，将 42 例患者分为对照组和观察组各 21 例。对照组进行一对一作业治疗，每次 40 分钟，每天 1 次，每周 5 天，共 4 周；观察组实施每周 3 次的团体作业治疗和 2 次一对一的作业治疗，每次 40 分钟，每天 1 次，每周 5 天。4 周后结果显示对脑卒中患者实施以 Orem 部分补偿系统为框架的团体作业治疗，不但可以促进上肢运动功能和日常生活活动能力恢复，同时有助于改善焦虑、抑郁症状（表 11 - 6、表 11 - 7）。

表 11-1　两组患者干预前后 FMA 及 MBI 评分比较（$\bar{x} \pm s$）

组别	n	FMA					MBI				
		干预前	干预后	差值	t	P	干预前	干预后	差值	t	P
试验组	40	40.40 ± 28.72	66.43 ± 25.48	26.03 ± 19.57	-8.409	0.000	51.20 ± 22.02	77.68 ± 15.90	26.48 ± 17.72	-9.451	0.000
对照组	40	38.48 ± 27.36	54.33 ± 26.63	15.85 ± 12.07	-8.306	0.000	48.25 ± 17.91	63.13 ± 17.72	14.88 ± 9.39	-10.022	0.000
t		-0.307	-2.077	-2.799			-0.657	-3.866	-3.659		
P		0.760	0.041	0.006			0.513	0.000	0.000		

表 11-2　两组患者干预前后 SAS 评分比较（$\bar{x} \pm s$）

组别	n	干预前	干预后	差值	t	P
试验组	18	69.22 ± 11.91	45.00 ± 4.87	24.22 ± 10.47	9.811	0.000
对照组	18	67.33 ± 10.63	50.89 ± 6.11	16.44 ± 7.21	9.673	0.000
t		-0.502	3.198	-2.595		
P		0.619	0.003	0.014		

表 11-3 两组患者干预前后 WAB 中自发言语评分比较（$\bar{x} \pm s$）

组别	n	自发言语			t	P
		干预前	干预后	差值		
试验组	12	2.80±1.28	7.44±2.21	4.64±1.25	-12.846	0.000
对照组	12	2.78±1.53	5.47±2.00	2.69±1.44	-6.480	0.000
t		-0.029	-2.292	-3.553		
P		0.977	0.032	0.002		

表 11-4 两组患者干预前后 WAB 中听理解和复述评分比较（$\bar{x} \pm s$）

组别	听理解					复述				
	干预前	干预后	差值	t	P	干预前	干预后	差值	t	P
试验组	3.30±1.57	7.42±1.70	4.13±1.59	-9.013	0.000	3.80±2.04	6.21±2.05	2.72±2.68	-3.513	0.005
对照组	3.80±1.80	5.78±2.10	1.98±1.42	-4.814	0.001	3.00±1.81	3.95±1.90	0.95±1.98	-1.660	0.125
t	0.745	-2.103	-3.493			-0.624	-2.795	-1.837		
P	0.464	0.047	0.002			0.539	0.011	0.08		

表 11-5 两组患者干预前后 WAB 中命名和 AQ 指数评分比较（$\bar{x} \pm s$）

组别	命名					AQ 指数				
	干预前	干预后	差值	t	P	干预前	干预后	差值	t	P
试验组	1.36±1.33	7.24±1.65	5.88±2.28	-8.950	0.000	21.88±9.64	56.63±10.51	34.74±7.15	-16.834	0.000
对照组	1.05±1.04	5.73±1.72	4.68±1.46	-11.056	0.000	21.28±10.22	41.86±13.44	20.58±5.54	-12.863	0.000
t	-0.632	-2.204	-1.546			-0.150	-2.992	-5.422		
P	0.534	0.038	0.136			0.882	0.007	0.000		

表 11-6 两组患者干预前后 FMA-UE 及 MBI 评分比较（$\bar{x} \pm s$）

组别	n	FMA-UE					MBI				
		干预前	干预后	差值	t	P	干预前	干预后	差值	t	P
观察组	21	19.19±7.97	32.24±10.30	13.05±5.47	10.926	<0.001	47.57±7.40	67.29±10.71	19.71±7.57	11.933	<0.001
对照组	21	18.90±9.89	25.67±11.43	6.76±3.71	8.344	<0.001	47.48±6.62	60.19±8.32	12.71±4.44	13.122	<0.001
t		0.103		4.355			0.044		3.655		
P		0.918		<0.001			0.965		0.001		

表 11 - 7　两组患者干预前后 SDS 及 SAS 评分比较($\bar{x} \pm s$)

组别	n	SDS					SAS				
		干预前	干预后	差值	t	P	干预前	干预后	差值	t	P
观察组	21	47.29 ± 7.85	37.43 ± 6.03	-9.86 ± 5.93	-7.621	<0.001	51.86 ± 6.59	40.90 ± 6.59	-10.95 ± 7.48	-6.710	<0.001
对照组	21	47.95 ± 7.56	42.29 ± 6.17	-5.67 ± 5.08	-5.109	<0.001	52.24 ± 6.59	46.62 ± 5.31	-5.62 ± 2.97	-8.657	<0.001
t		-0.280		-2.459			-0.187		-3.036		
P		0.781		0.018			0.852		0.004		

　　何爱群等学者的研究，对脑卒中患者进行团体常规作业治疗和团体改良限制－诱导运动疗法。研究纳入 29 例脑卒中患者，分为常规治疗组（15 例）和限制－诱导治疗组（14 例）。要求限制－诱导治疗组患者参加治疗及活动时健侧穿戴腕手部限制支具，每天 5 小时；同时进行患手训练，每天 3 小时，每周 6 天，连续进行 4 周。患手 3 小时的训练包括 1 小时的团体改良限制－诱导运动疗法治疗和 2 小时的病房管理 ADL。常规治疗组在不限制健侧的条件下患手每天接受 3 小时的治疗，包括 1 小时的团体作业治疗和 2 小时的自我管理活动。训练 4 周后，结果显示团体改良限制－诱导运动疗法和团体常规作业治疗都能够显著提高脑卒中后偏瘫上肢的运动功能，团体改良限制－诱导运动疗法可以更加有效地改善偏瘫上肢的运动控制及日常使用频率与质量（表 11－8、表 11－9）。

　　朱元霄等学者的研究将 68 例脑卒中患者分成一对一组和团体组，各 34 例，两组患者均行常规康复治疗。在此基础上，一对一组和团体组分别给予一对一平衡功能训练和团体平衡功能训练，每次 20 分钟，每天 1 次，每周 5 天，共训练 8 周。结果显示团体治疗能够明显改善脑卒中恢复期患者的平衡功能障碍，提高其日常生活活动能力（表 11－10）。

表 11-8 两组患者治疗前后 FMA-UE,ARAT,MAL-AOU,MAL-QOM,MBI 评分比较($\bar{x} \pm s$)

组别	n	时间	FMA-UE	ARAT	MAL-AOU	MAL-QOM	MBI
限制-诱导治疗组	14	治疗前	45.93±10.93	27.57±15.08	1.17±0.73	1.32±0.95	75.21±18.12
		治疗后	58.86±7.47[ab]	41.14±15.32[ab]	2.53±1.29[ab]	2.67±1.15[ab]	92.79±10.79[a]
常规治疗组	15	治疗前	43.47±16.31	23.07±16.96	1.01±1.09	1.17±1.32	77.47±22.07
		治疗后	49.00±13.89[a]	27.33±15.01[a]	1.31±1.05[a]	1.60±1.23[a]	82.33+19.47[a]

注:与治疗前比较,aP<0.05;与常规治疗组比较,bP<0.05。

表 11-9 两组患者治疗前后 FTHUE-HK 级别比较

组别	n	治疗前					治疗后					Z	P
		7级	6级	5级	4级	3级	7级	6级	5级	4级	3级		
限制-诱导治疗组	14	3	4	3	2	2	8	3	1	2	0	16.499	0.000
常规治疗组	15	6	2	1	4	2	6	3	2	4	0	10.419	0.000
Z				1.864					2.361				
P				0.062					0.018				

表 11 – 10　两组治疗前后 U – FMA、UEFT 和 MBI 评分比较($\bar{x} \pm s$)

组别	例数	U – FMA		UEFT		MBI	
		治疗前	治疗后	治疗前	治疗后	治疗前	治疗后
一对一组	34	22.9 ± 15.3	30.7 ± 12.9	36.3 ± 6.9	55.6 ± 5.8	48.5 ± 3.2	62.2 ± 2.7
团体组	34	23.3 ± 14.3	43.3 ± 13.2[①②]	35.5 ± 6.7	66.4 ± 4.9[①②]	47.8 ± 4.5	73.2 ± 3.1[①②]

注：与治疗前比较，①$P < 0.05$；与一对一组比较，②$P < 0.05$。

林秀瑶等学者探讨了脑卒中患者团体心理治疗的成本－效果分析。其将 60 例患者分为治疗组和对照组，每组各 30 例。两组均接受常规康复训练，每周 5 天。此外治疗组给予团体心理治疗，每次 60～90 分钟，每周 2 次。治疗 4 周后，分析发现团体心理治疗有助于提高患者的运动功能、日常生活活动能力及生活质量，同时也表明团体心理治疗不仅可以提高疗效，而且更为经济，具有很好的社会效益和经济效益（表 11 – 11、表 11 – 12、表 11 – 13）。

表 11 – 11　两组患者 HAMD、FMA 及 WHOQOL – 100 评分比较($\bar{x} \pm s$)

组别	例数	时间	HAMD	FMA	WHOQOL – 100
治疗组	30	治疗前	10.78 ± 6.45	28.37 ± 16.73	54.83 ± 10.07
		治疗第 2 周后	9.07 ± 5.13	31.17 ± 10.89	57.33 ± 11.27
		治疗第 4 周后	7.53 ± 3.14[①③]	43.07 ± 12.84[②④]	86.50 ± 14.83[②④]
对照组	30	治疗前	9.53 ± 6.09	29.12 ± 10.19	53.08 ± 10.98
		治疗第 2 周后	9.62 ± 5.24	30.08 ± 11.71	52.41 ± 11.26
		治疗第 4 周后	9.41 ± 3.16	38.64 ± 11.09[②]	58.30 ± 10.27[①]

注：①治疗 4 周后，与同组治疗前比较 $P < 0.05$；②$P < 0.01$；③治疗 4 周后，与对照组治疗前比较 $P < 0.05$；④$P < 0.01$。

表 11 - 12　两组患者总费用、直接医疗费用、直接

非医疗费用、间接费用比较($\bar{x} \pm s$，元)

组别	例数	总费用	直接医疗费用	直接非医疗费用	间接费用
治疗组	30	38151.17 ± 3179.32	28169.24 ± 3112.74	4159.27 ± 1126.17	5127.73 ± 973.18
对照组	30	39426.29 ± 3492.19	25076.35 ± 3726.35	6127.73 ± 1037.81	7146.81 ± 1041.27
t		-2.0016	3.494	-7.397	-7.760
P		>0.05	<0.01	<0.01	<0.01

表 11 - 13　两组患者成本效果比较($\bar{x} \pm s$)

组别	例数	C/E1 (HAMD)	C/E2 (FMA)	C/E3 (WHOQOL - 100)
治疗组	30	6381.17 ± 1072.43	694.27 ± 373.39	482.19 ± 349.15
对照组	30	8420.37 ± 1942.64	948.31 ± 496.32	983.15 ± 763.09
t		-5.033	-2.240	-3.270
P		<0.01	<0.05	<0.01

注：C/E1、C/E2、C/E3 分别为 HAMD、FMA 及 WHOQOL - 100 各项量表评分每改善 1 分所耗费的相关费用。

闫玮娟等学者探讨了团体治疗在脑卒中后抑郁患者日常生活活动能力训练中的作用。其对 249 名脑卒中患者进行汉密尔顿抑郁量表筛查，筛选出 62 名脑卒中后抑郁患者，分为对照组和治疗组，两组各 31 例，均给予常规治疗。治疗组在此基础上定期开展开放式团体治疗，每次 1 ~ 1.5 小时，每周 2 次。干预 12 周后，分析发现团体治疗能

显著改善卒中抑郁患者的抑郁情绪并能提高其日常生活活动能力(表11－14)。

表 11 - 14　两组患者团体治疗前后 ADL 评分比较

项目	训练前	训练后	t	P
治疗组($n=31$)	35.62 ± 7.51	86.72 ± 6.54	4.155	< 0.01
对照组($n=31$)	36.46 ± 7.33	70.33 ± 5.83	2.991	< 0.05
t	0.173	1.777		
P	> 0.05	< 0.05		

鞠波等学者对伴有言语障碍的脑卒中患者进行肌电刺激及团体心理治疗干预。试验纳入了82例患者,分为对照组和研究组,每组41例。对照组给予常规治疗;研究组除常规治疗外,加用言语辅助肌电刺激和团体心理治疗。言语辅助肌电刺激每次20分钟,每天2次;团体心理治疗每次40分钟,每周1次,共4次。治疗后3个月评定疗效显示对脑卒中伴言语障碍患者早期进行言语辅助肌电刺激和团体心理治疗,不仅有利于患者语言功能的康复,更能有效提高患者生活质量(表 11 - 15、表 11 - 16)。

表 11 - 15　两组脑卒中伴言语障碍患者治疗前后
言语功能评定($n=41$, $\bar{x} \pm s$)

项目		研究组			对照组		
		治疗前	治疗后	P	治疗前	治疗后	P
自发言语	非流利型	27	7	< 0.01	26	21	> 0.05
	中间型	12	23		15	18	
	流利型	2	11		0	2	

续表

项目	研究组			对照组		
	治疗前	治疗后	*P*	治疗前	治疗后	*P*
系列言语	3.2 ± 1.8	9.0 ± 3.2	<0.01	4.1 ± 2.9	5.5 ± 3.6	>0.05
复述	1.5 ± 0.6	6.2 ± 2.4	<0.01	2.4 ± 1.3	3.0 ± 1.8	>0.05
命名	8.3 ± 2.7	9.6 ± 3.4	>0.05	7.8 ± 1.6	8.0 ± 1.9	>0.05
颜色名称	8.5 ± 3.1	10.0 ± 3.8	>0.05	8.5 ± 1.2	8.7 ± 1.3	>0.05
听名指物	2.4 ± 0.6	8.5 ± 2.4	<0.01	2.9 ± 1.8	3.8 ± 2.5	>0.05
听名指图	1.6 ± 0.5	7.6 ± 2.6	<0.01	2.7 ± 1.8	3.6 ± 2.4	>0.05
执行命令	4.0 ± 1.2	7.0 ± 2.7	<0.01	4.6 ± 1.9	5.2 ± 2.2	>0.05
短句理解	1.5 ± 0.5	5.2 ± 1.9	<0.01	1.9 ± 0.8	2.4 ± 1.9	>0.05

表 11 - 16　两组脑卒中伴言语障碍患者 SS - QOL

量表评分比较（$n = 41$, $\bar{x} \pm s$）

项目	总分	研究组	对照组	*t*	*P*
精力	15	10.0 ± 3.6	6.3 ± 2.5	5.42	<0.01
家庭角色	15	10.6 ± 3.7	4.4 ± 2.5	8.89	<0.01
语言	25	18.2 ± 6.2	9.2 ± 4.2	7.69	<0.01
活动	30	20.5 ± 8.2	10.6 ± 4.7	6.69	<0.01
情绪	25	19.1 ± 4.3	6.5 ± 3.7	>10	<0.01
个性	15	12.2 ± 2.2	5.5 ± 3.0	>10	<0.01
自理能力	25	18.5 ± 6.5	12.2 ± 5.4	4.80	<0.01
社会角色	25	16.5 ± 6.8	8.2 ± 3.9	>10	<0.01
思维	15	10.0 ± 3.6	6.0 ± 2.7	5.70	<0.01
上肢功能	25	18.8 ± 4.7	7.2 ± 3.8	>10	<0.01
视力	15	7.2 ± 3.9	5.8 ± 3.2	1.79	>0.05
工作/劳动	15	12.0 ± 2.7	3.2 ± 1.8	>10	<0.01

二、团体康复训练在认知方面的应用

研究显示我国心血管病患病人数约为 2.9 亿，死亡率居首位，占居民疾病死亡构成的 40% 以上。脑卒中发病逐渐年轻化，男性发生率高于女性。75% 的脑卒中患者存在一定程度的认知功能障碍，以记忆力障碍及执行功能障碍最明显。由于认知功能障碍，患者无法学习或再现治疗师教授的日常生活技能，影响日常生活活动能力的康复效果。

张丽等学者对此进行了研究。其将 56 例脑卒中后认知障碍的患者分为对照组（29 例）和试验组（27 例）。两组均接受常规康复治疗。此外试验组接受团体认知作业训练，每次 60 分钟，每周 3 次，共 12 次。结果显示团体作业训练可改善脑卒中后认知障碍患者的认知功能，提高日常生活活动能力和生活质量（表 11 - 17、表 11 - 18、表 11 - 19）。

表 11 - 17　两组干预前后 MoCA 总分比较

组别	n	干预前	干预后	差值	t^a	P^a
对照组	29	14.69 ± 4.94	15.66 ± 5.07	0.97 ± 2.01	2.589	0.015
试验组	27	13.00 ± 4.47	17.44 ± 4.58	4.44 ± 2.38	9.723	<0.001
t		1.338		5.933		
P		0.187		<0.001		

注：a 为干预前后比较。

表 11 –18　两组干预前后 MBI 评分比较

组别	n	干预前	干预后	差值	t^a	P^a
对照组	29	54. 48 ± 20. 19	59. 26 ± 20. 32	5. 34 ± 5. 33	5. 396	< 0. 001
试验组	27	59. 83 ± 19. 75	70. 74 ± 21. 25	11. 48 ± 10. 27	5. 811	< 0. 001
t		0. 882		2. 835		
P		0. 382		0. 006		

注：a 为干预前后比较。

表 11 –19　两组干预前后 SF –36 平均分比较

组别	n	干预前	干预后	差值	t^a	P^a
对照组	29	42. 04 ± 9. 75	45. 02 ± 10. 24	2. 99 ± 7. 07	2. 275	0. 031
试验组	27	43. 13 ± 7. 94	55. 56 ± 10. 39	12. 43 ± 8. 27	7. 816	< 0. 001
t		0. 456		4. 608		
P		0. 650		< 0. 001		

注：a 为干预前后比较。

徐良雄等学者探讨了认知行为团体治疗对广泛性焦虑障碍患者生活质量改善的作用。其将 60 例广泛性焦虑障碍患者分为对照组（30 例）和研究组（30 例）。对照组进行药物治疗。研究组在药物治疗同时进行认知行为团体治疗等康复干预，每次 45 分钟，每周 2 次，共 16 次。8 周后结果显示认知行为团体治疗能够改善患者焦虑情绪，显著降低复发率，提升患者积极情绪和生活质量（表 11 – 20、表 11 – 21、表 11 – 22）。

表 11-20 认知行为团体治疗训练后 HAMA 评分情况($\bar{x}\pm s$)

项目	研究组	对照组	t	P
HAMA 评分	5.65±2.15	12.36±3.56	-8.837	<0.05

表 11-21 认知行为团体治疗训练实施后两组患者 SDS 评分情况($\bar{x}\pm s$)

项目	研究组	对照组	t	P
工作	3.44±1.61	5.16±1.78	-3.925	<0.05
社会生活	3.64±1.51	5.06±1.56	-3.582	<0.05
家庭生活	3.40±0.82	5.56±2.78	-4.082	<0.05
SDS 总分	3.49±1.36	5.26±2.12	-3.849	<0.05

表 11-22 认知行为团体治疗训练实施后
两组患者 SF-12 评分情况($\bar{x}\pm s$)

项目	研究组	对照组	t	P
生理总评分	43.32±6.61	19.16±2.68	18.553	<0.01
心理总评分	42.92±6.81	15.18±2.56	20.884	<0.01

周艳等学者的研究，纳入了 99 例老年脑卒中患者，分为团体心理组（49 例）和音乐联合组（50 例）。团体心理组患者采用团体心理进行干预，每次 40 分钟，每周 3 次，共 4 周。音乐联合组患者增加音乐疗法联合治疗，每次 30 分钟，每周 5 次，共 4 周。干预 1 个月后，对比发现音乐疗法联合团体心理干预能够有效改善老年脑卒中患者认知功能、神经功能及不良心理状态，提升患者生活质量（表 11-23 至表 11-26）。

表 11 - 23　NIHSS 评分对比($\bar{x} \pm s$)

组别	例数	NIHSS	
		干预前	干预 1 月后
团体心理组	49	15.86 ± 2.11	13.15 ± 1.76△
音乐联合组	50	15.91 ± 2.13	11.02 ± 1.15△
t		0.1173	7.1132
P		0.9068	0.0000

注：与同组内治疗前比较，△$P < 0.05$。

表 11 - 24　两组患者干预前及干预 1 月后心理状态情况对比($\bar{x} \pm s$)

组别	例数	SAS		SDS	
		干预前	干预 1 月后	干预前	干预 1 月后
团体心理组	49	59.98 ± 5.56	50.09 ± 3.38△	61.63 ± 5.69	50.11 ± 2.96△
音乐联合组	50	60.03 ± 5.61	43.43 ± 3.43△	61.66 ± 5.71	44.16 ± 3.31△
t		0.0445	9.7292	0.0262	9.4215
P	0.9646	0.0000	0.9792		0.0000

注：与同组内治疗前比较，△$P < 0.05$。

表 11 - 25　两组患者 MMSE、LOTCA 评分对比($\bar{x} \pm s$)

组别	例数	MMSE		LOTCA	
		干预前	干预 1 月后	干预前	干预 1 月后
团体心理组	49	19.16 ± 2.20	25.63 ± 2.02△	69.38 ± 10.13	90.61 ± 8.85△
音乐联合组	50	19.19 ± 2.22	28.03 ± 1.16△	69.43 ± 10.16	103.11 ± 7.71△
t		0.0675	7.2302	0.0245	7.4977
P		0.9463	0.0000	0.9805	0.0000

注：与同组内治疗前比较，△$P < 0.05$。

表 11 - 26　干预前后 SF - 36 评分对比 ($\bar{x} \pm s$)

组别	例数	干预前	干预 1 月后	t	P
团体心理组	49	78.79 ± 10.35	123.68 ± 13.39	18.5674	0.0000
音乐联合组	50	78.83 ± 10.43	158.68 ± 11.21	38.8753	0.0000
t		0.0192		14.1131	
P		0.9848		0.0000	

三、团体康复训练在其他疾病方面的应用

　　临床上各类疾病都不同程度地影响着患者的功能和日常生活活动。对于存在这些问题的患者，康复治疗的介入是提高其生存质量必不可少的治疗手段。团体康复训练作为一种新的康复治疗模式，以其独有的方式逐渐被尝试应用于各类疾病，均取得了不同的疗效。

　　Vestri A. 等学者对获得性脑损伤患者的个体化和团体化综合康复治疗效果进行了探究，将 74 名患者分为个体治疗组（32 例）和联合治疗组（42 例），分别接受个体治疗和个体联合团体治疗。个体治疗每次 45 分钟，个体联合团体治疗每次 45 ~ 90 分钟，每周 2 ~ 5 次，治疗周期 5 ~ 148 周（每个阶段持续时间相差较大）。结果表明个体联合团体治疗对患者日常生活活动能力、认知交流方面改善更为明显（表 11 - 27、表 11 - 28）。

表 11 -27 两组患者治疗前后 FIM 和 DRS 评分差异

项目	治疗前		治疗后	
	Z	P	Z	P
FIM	-0.656	ns	-2.544	0.011
DRS	-0.472	ns	-0.010	ns

表 11 -28 两组患者治疗前后的频率分布情况

认知功能水平	个体治疗组		联合治疗组	
	治疗前	治疗后	治疗前	治疗后
2	5	2	—	—
3	3	2	3	—
4	1	1	—	—
5	5	5	14	3
6	6	3	11	7
7	5	5	6	13
8	5	12	4	12

Shigeya Tanaka 等学者的研究，将 60 名阿尔茨海默病患者分为 3 组：团体干预组（20 例，脱落 7 例）、个人干预组（20 例，脱落 4 例）、对照组（20 例，脱落 6 例）。团体干预组每次治疗 1 小时，个人干预组每次治疗 20 分钟，对照组每次治疗 20 分钟，均为每周 2 次，共 12 周。干预前后分别对患者的认知功能、情绪、沟通能力、痴呆严重程度、客观生活质量、活力和日常行为进行检查，结果显示团体康复治疗阿尔茨海默病在改善认知功能和整体痴呆严重程度方面较个人干预更有效（表 11 -29、表 11 -30、表 11 -31）。

表 11-29 团体干预组与对照组的比较

项目	团体干预组 ($n=13$)		对照组 ($n=14$)		交互作用		事后分析	
	干预前	干预后	干预前	干预后	F	P	干预组	对照组
CDR – SB	9.5±1.2	8.2±0.9	8.9±1.0	8.7±0.9	2.422	0.134	0.049*	0.623
NOSGER 总分	86.2±6.0	82.8±4.0	78.3±5.9	79.8±5.2	0.498	0.488	0.465	0.650
活力指数	7.3±0.7	6.6±0.7	7.6±0.7	7.3±0.6	0.369	0.550	0.111	0.412
QOL – D								
积极情感 t	19.1±1.3	18.8±1.4	19.6±1.6	20.4±1.2	0.179	0.676	0.308	0.549
消极情感	8.2±0.5	8.6±1.0	8.9±1.2	9.7±1.5	0.025	0.875	0.687	0.550
沟通能力	13.9±0.7	13.7±0.9	16.6±0.5	16.0±1.0	0.010	0.923	0.836	0.420
不安	6.5±0.5	6.8±0.4	7.9±0.9	8.6±1.0	0.217	0.646	0.066	0.268
依恋	7.6±0.8	6.8±0.7	10.6±0.8	10.0±0.9	0.046	0.833	0.418	0.292
自发性	7.5±1.0	6.9±0.8	8.5±0.7	9.1±1.1	1.060	0.314	0.351	0.527
MMSE	14.2±1.8	15.6±1.7	17.2±1.2	15.7±1.1	5.535	0.029*	0.016*	0.154
GDS – 5	2.7±0.4	2.9±0.4	2.3±0.5	2.2±0.5	0.319	0.576	0.543	0.889
BCAS	23.0±0.3	23.1±0.3	23.3±0.3	23.2±0.3	0.721	0.402	0.804	0.690

注：* $P<0.05$；CDR – SB，痴呆临床评定量表；NOSGER，老年患者护士观察量表；QOL – D，日本老年痴呆患者健康相关生活质量问卷；GDS – 5，五项老年抑郁量表；BCAS，简要沟通能力量表。

表11-30 个人干预组与对照组的比较

项目	个人干预组(n=16)		对照组(n=14)		交互作用		事后分析	
	干预前	干预后	干预前	干预后	F	P	干预组	对照组
CDR - SB	8.1±1.3	7.9±1.3	8.9±1.0	8.7±0.9	0.004	0.952	0.419	0.623
NOSGER总分	76.7±5.4	74.9±6.0	78.3±5.9	79.8±5.2	0.325	0.574	0.429	0.650
活力指数	7.1±0.5	7.3±0.5	7.6±0.7	7.3±0.6	0.541	0.469	0.555	0.412
QOL - D								
积极情感	20.8±1.4	21.3±1.3	19.6±1.6	20.4±1.2	0.000	1.000	0.611	0.549
消极情感	7.6±0.6	8.5±0.8	8.9±1.2	9.7±1.5	0.003	0.956	0.103	0.550
沟通能力	15.6±0.9	15.7±1.0	16.6±0.5	16.0±1.0	0.548	0.466	0.901	0.420
不安	6.9±0.7	6.5±0.7	7.9±0.9	8.6±1.0	3.768	0.064	0.364	0.268
依恋	11.3±1.3	11.3±1.0	10.6±0.8	10.0±0.9	0.893	0.354	1.000	0.292
自发性	10.5±1.0	9.9±0.9	8.5±0.7	9.1±1.1	0.758	0.392	0.492	0.527
MMSE	15.8±1.6	15.3±1.4	17.2±1.2	15.7±1.1	1.555	0.225	0.403	0.154
GDS - 5	1.9±0.4	2.1±0.4	2.3±0.5	2.2±0.5	0.093	0.763	0.673	0.889
BCAS	23.3±0.3	23.5±0.2	23.3±0.3	23.2±0.3	0.372	0.548	0.233	0.690

注：* $P<0.05$。

表 11 - 31　干预前后的差异

项目	对照组 (n = 14) 差值 (mean ± SD)	团体干预组 (n = 13) 差值 (mean ± SD)	P (团体 - 对照)	个人干预组 (n = 16) 差值 (mean ± SD)	P (个人 - 对照)
CDR - SB	- 0.2 ± 1.5	- 1.3 ± 2.2	0.094	- 0.2 ± 1.0	0.605
NOSGER 总分	1.5 ± 11.2	- 3.5 ± 17.6	0.386	- 1.8 ± 8.9	0.383
活力指数	- 0.3 ± 1.2	- 0.7 ± 1.3	0.225	0.2 ± 1.3	0.727
QOL - D					
积极的影响和行动	0.9 ± 5.1	- 0.3 ± 4.8	0.380	0.6 ± 4.3	0.850
消极的影响和行为	0.8 ± 4.2	0.5 ± 4.2	0.576	0.9 ± 2.0	0.195
沟通能力	- 0.6 ± 2.5	- 0.2 ± 3.9	0.459	0.6 ± 2.2	0.865
不安	0.7 ± 2.3	0.4 ± 0.9	0.897	- 0.4 ± 1.5	0.338
与他人的依恋	- 0.6 ± 2.5	- 0.7 ± 3.0	0.883	0.0 ± 3.7	0.486
自发性和能动性	0.6 ± 3.3	- 0.5 ± 1.8	0.404	- 0.6 ± 3.6	0.516
MMSE	- 1.4 ± 3.3	1.5 ± 2.5	0.015*	- 0.6 ± 2.0	0.422
GDS - 5	- 0.3 ± 1.9	0.2 ± 1.2	0.365	0.0 ± 1.5	0.539
BCAS	- 0.1 ± 1.5	0.2 ± 1.1	0.190	0.3 ± 0.6	0.050

注：* $P < 0.05$；SD，标准偏差。

J. M. Zanca 等学者研究了团体治疗在脊髓损伤住院患者康复中的应用，6 个临床中心参与了这项长达 5 年的研究，共 1376 名患者参与。研究结果显示使用团体治疗时，需要考虑脊髓损伤类型的特定患者需求。不同损伤亚组中团体活动的变化与功能期望和临床目标一致。虽然大多数脊髓损伤住院患者的康复包括个体治疗，但大多数患者也参与了团体治疗，对总治疗时间有显著贡献。团体治疗的使用在各个中心之间差别很大，需要进一步研究来确定团体治疗使用的最佳模式（表 11 – 32）。

表 11 – 32　团体治疗活动

活动	活动参与比例/%	活动[a]时间（min/wk）		总计 R^2
		$\bar{x}$	SD	
徒手轮椅驱动	42	17.3	36.9	0.23
关节活动度/牵伸	35	5.2	14.4	0.11
强化训练	71	43.6	52.7	0.16
耐力活动	35	7.1	14.3	0.17
步态训练	12	8.6	33.8	0.18

注：a 为 600 名参与者的总样本计算。

田国华等学者研究了小组模式康复训练对下肢骨折的疗效。其将 68 例患者分为研究组（34 例）和对照组（34 例）。研究组进行团体康复训练，对照组进行个体康复训练，均为每天 5 小时，每周 5 天，为期 3 月。结果表明团体康复训练在提高工伤患者下肢功能状况、日常生活活动能力，改善抑郁、焦虑情绪方面更为明显（表 11 – 33）。

表 11 -33 两组 Lysholm、AOFAS AHS、MBI、HDMA、
HMHD 评分治疗前后比较($\bar{x} \pm s$)

组别	n	项目	治疗前	治疗后	
				1 个月	3 个月
研究组	34	Lysholm	58.4 ± 6.2	67.9 ± 7.9[ad]	88.6 ± 7.1[bcd]
		AOFAS AHS	64.5 ± 7.1	78.1 ± 8.2[ad]	88.6 ± 9.3[bcd]
		MBI	75.6 ± 8.3	85.6 ± 7.1[ad]	93.6 ± 10.1[bcd]
		HMHA	13.7 ± 2.4	8.8 ± 0.9[bd]	7.7 ± 0.8[bcd]
		HMHD	17.1 ± 1.8	12.4 ± 1.6[bd]	8.2 ± 1.1[bcd]
对照组	34	Lysholm	56.5 ± 5.8	61.2 ± 7.4[a]	78.1 ± 8.8[bc]
		AOFAS AHS	66.2 ± 8.2	71.3 ± 7.9[a]	79.1 ± 8.8[bc]
		MBI	73.2 ± 7.9	80.1 ± 8.7[a]	85.1 ± 9.7[bc]
		HMHA	14.1 ± 1.8	11.7 ± 1.2[a]	10.6 ± 1.1[bc]
		HMHD	16.5 ± 1.9	14.7 ± 1.5[a]	11.3 ± 1.2[bc]

注：与治疗前比较，a $P < 0.05$，b $P < 0.01$；与治疗 1 个月后比较，
c $P < 0.05$；与对照组比较，d $P < 0.05$。

Flávio S. da Silva 等学者比较了团体康复与个体康复
对膝关节骨性关节炎（KOA）患者治疗的作用。其将 41
例中度至重度 KOA 患者分为干预组（19 例，脱落 4 例）
和对照组（22 例，脱落 7 例）。对照组接受有关膝关节骨
性关节炎的一般健康指导，进行每次 60 分钟、每周 2
次、为期 8 周的康复训练，干预组额外接受团体康复训
练。研究结果显示，团体康复训练对改善 KOA 患者的疼
痛、生活质量和功能有效（表 11 - 34、表 11 - 35）。

表11-34 干预组(n=15)和对照组(n=15)在基线和8周进行比较

结果	基线			8周		
	干预组	对照组	P^{*}	干预组	对照组	P^{+}
Lequesne 指数(均值±标准差)						
疼痛	4.93±1.33	4.47±1.46	0.37	2.60±1.55	4.00±1.56	0.009
行走距离	1.13±0.83	1.07±0.88	0.83	0.60±0.51	0.73±0.80	0.51
功能	3.57±1.08	3.23±1.53	0.49	2.30±1.36	3.13±1.45	0.02
总分	9.63±1.91	8.77±3.18	0.38	5.50±2.98	7.87±3.48	0.009
SF-36(均值±标准差)						
身体功能	39.67±15.86	47.67±29.99	0.37	65.33±11.57	51.33±21.25	0.001
角色身体	30.00±35.61	28.33±31.15	0.89	88.33±20.85	35.00±39.87	<0.001
身体疼痛	44.47±11.78	41.27±17.88	0.57	57.60±12.48	42.80±21.52	0.03
一般健康状况	52.40±24.50	52.07±20.78	0.97	69.00±18.59	55.27±17.86	0.02
活力	56.00±19.20	60.00±12.54	0.51	72.00±15.56	58.33±16.22	0.003
社交功能	86.67±13.75	87.50±16.37	0.88	91.67±12.20	90.83±13.75	0.83
角色情感	53.27±43.33	51.00±39.65	0.88	86.67±30.37	53.20±32.99	0.006
精神健康	71.20±21.97	57.87±15.03	0.06	75.20±18.77	61.07±20.92	0.40

续表

结果	基线			8周		
	干预组	对照组	P^*	干预组	对照组	P^+
运动表现测试（均值±标准差）						
坐位-起立测试	10.07±2.49	11.27±2.89	0.23	14.07±2.52	11.33±3.24	<0.001
坐位-够取测试	20.81±9.31	18.33±6.44	0.40	22.27±7.83	17.78±7.83	0.19
起坐与行走测试	8.70±1.48	9.25±2.76	0.50	7.17±0.94	9.22±1.89	<0.001
6分钟步行测试	409.77±48.11	417.20±67.90	0.73	485.47±57.99	435.07±64.40	0.001

注：* 表示各组间基线结果的比较，采用独立 t 检验评估。+ 表示组间第 8 周结果的比较，调整基线值，通过协方差分析评估评估。$P<0.05$。SF-36,36 项简短健康调查。

表 11-35　以前测为协变量的干预组和对照组变量的后测调整均值和 95% 置信区间（CI）

结果	干预组（$n=15$）		对照组（$n=15$）	
	Mean±SE	95%CI	Mean±SE	95%CI
Lequesne 指数				
疼痛*	2.52±0.39	1.72~3.33	4.08±0.39	3.28~4.88
行走距离	0.59±0.16	0.26~0.93	0.74±0.16	0.41~1.08
功能*	2.19±0.29	1.59~2.79	3.24±0.29	2.64~3.84
总分*	5.22±0.73	3.72~6.72	8.15±0.73	6.65~9.65

续表

结果	干预组（$n=15$）		对照组（$n=15$）	
	mean±SE	95%CI	mean±SE	95%CI
SF-36				
身体功能*	67.34±3.23	60.72~73.96	49.33±3.23	42.71~55.95
角色身体*	88.19±8.23	71.31~105.07	35.14±8.23	18.26~52.03
身体疼痛*	56.61±3.92	48.56~64.66	43.79±3.92	35.74~51.84
一般健康状况*	61.24~76.59	68.92±3.74	55.35±3.74	47.67~63.03
活力*	73.16±3.38	66.22~80.10	57.17±3.38	50.23~64.11
社会功能	91.76±3.30	85.00~98.52	90.74±3.30	83.98~97.50
角色情感*	86.36±7.79	70.37~102.35	53.51±7.79	37.52~69.50
精神健康	70.74±4.18	62.17~79.32	65.52±4.18	56.95~74.10
运动表现测试				
坐位-起立测试*	14.46±0.61	13.21~15.72	10.94±0.61	9.68~12.19
坐位-够取测试*	21.42±1.46	18.41~24.42	18.64±1.46	15.64~21.64
起坐与行走测试*	7.28±0.32	6.64~7.93	9.11±0.32	8.46~9.76
6分钟步行测试*	488.47±10.16	467.62~509.33	432.06±10.16	411.21~452.92

注：*$P<0.05$；SE，标准误差。

I. Aprile 等学者的研究，探讨了膝关节和髋关节置换术后的团体康复与个体康复的效果，27 名患者先接受 3 周常规个体康复训练后，分为团体康复组和个体康复组。团体康复组接受 15 天团体康复训练（每天 2 小时），随后接受 15 天个体康复训练（每天 1 小时）。个体康复组接受 15 天个体康复训练，随后接受 15 天团体康复训练，为期 30 天。结果表明置换术后能负重的住院患者，团体康复与个体康复同样有效。团体康复可以更好地分配经济资源。

ELSIE HUI 等学者对老年慢性心力衰竭患者的团体康复社区模式进行了探究，37 例心力衰竭患者接受了为期 12 周的团体康复训练，包括锻炼、教育和相互支持。前后对比结果显示：患者总体依从性和满意度较高；在疾病相关知识、身体症状、运动耐受性、肌肉力量及心理健康方面观察到显著的变化；课程结束后，患者的反馈普遍是积极的（表 11 – 36、11 – 37）。

表 11 – 36　基线和 12 周的 HADS – C、
MOS – SSS – C 和 CHQ – C 比较

项目	基线得分 （$n=37$）	12 周得分 （$n=32$）	组内变化 （32 对）	P
医院焦虑抑郁量表（HADS – C）*				
焦虑	5.86(3.84)	3.47(3.03)	– 2.41(3.26)	<0.001
抑郁	8.59(4.67)	5.44(3.28)	– 2.97(3.61)	<0.001
医疗结果研究社会支持调查（MOS – SSS – C）				
实质性	67.40(24.70)	85.94(14.02)	16.99(18.26)	<0.001
情感	56.08(26.55)	73.18(26.84)	16.41(19.68)	<0.001

续表

项目	基线得分 (*n* = 37)	12 周得分 (*n* = 32)	*组内变化 (32 对)	*P*
积极社交互动	46.79(26.54)	60.94(27.03)	13.48(22.46)	0.002
情感/信息	46.96(21.47)	59.47(22.13)	13.28(19.67)	0.002
慢性心力衰竭问卷（CHQ-C）				
呼吸困难	4.05(0.95)	5.31(0.92)	1.26(0.82)	<0.001
疲劳	4.21(1.17)	5.01(0.94)	0.80(0.92)	<0.000
情感功能	4.60(1.39)	5.37(0.99)	0.77(0.85)	<0.001
掌握感	4.69(1.20)	5.31(0.92)	1.20(1.03)	<0.001

注：数据以均数和标准差表示。*5 名患者没有完成训练，也没有在干预后进行评估；因此，对完成训练的 32 名患者进行干预前后配对，并进行 Wilcoxon 符号秩检验。

表 11-37　基线和 12 周的 6 分钟步行测试、

肌肉力量和知识水平问卷比较

项目	基线得分 (*n* = 37)	12 周得分 (*n* = 32)	*组内差异 (32 对)	*P*
肌力/kg				
右侧股四头肌	12.78(4.97)	19.12(5.28)	6.34(5.57)	<0.001
左侧股四头肌	12.88(5.38)	18.31(4.35)	5.43(5.22)	<0.001
右侧肱二头肌	15.98(6.63)	18.88(6.20)	2.89(4.45)	0.001
左侧肱二头肌	14.88(5.64)	18.09(5.45)	3.20(3.82)	<0.001
6 分钟步行试验/m	329.51(103.18)	380.87(90.32)	30.13(38.93)	<0.001
知识水平(/10)	7.76(1.69)	9.63(0.55)	1.56(1.39)	<0.001

注：数据以均数和标准差表示。*5 名患者没有完成训练，也没有在干预后进行评估；因此，对完成训练的 32 名患者进行干预前后配对，并进行 Wilcoxon 符号秩检验。

Maarit Virta 等学者研究了认知行为导向的团体康复对成人注意力缺陷多动症患者的影响，29 名患者接受了每周 10 次或 11 次的团体康复。治疗后与治疗前 3 个月对比发现，与注意力缺陷多动症相关的 SCL - 90 项目减少了 16 个，BADD 总分及 BADD 激活和影响子域的自我报告症状也减少了。表明认知行为团体康复治疗成人注意力缺陷多动症是可行的（表 11 - 38）。

O. H. Cho 等学者对早期乳腺癌患者综合团体康复的疗效进行了探究，将 65 名早期乳腺癌患者被分配到干预组（34 例，脱落 6 例）和对照组（31 例，脱落 4 例）。干预组参与团体康复训练，每次 90 分钟，每周 3 次，持续 10 周。对照组不参与团体康复训练（在研究结束后接受了同样的干预）。结果显示，团体康复训练对肩关节活动范围、心理 - 社会适应和生活质量有明显改善（表 11 - 39、表 11 - 40、表 11 - 41）。

四、团体康复训练讨论

众多研究表明，团体康复训练对脑卒中、脑外伤、阿尔茨海默病、脊髓损伤、髋关节和膝关节置换术后等导致的各项功能障碍恢复均有显著疗效。团体康复训练是如何达到这样的效果的？

1. 团体康复训练强调患者的主体地位

同样的疾病，患者的表现各不相同；疾病的不同时期，患者的功能状态亦不相同。功能较差的患者面对功能较好的患者，内心会生出不如人的自卑感；功能相对较好的患者也可能会产生自大的心理，不认真踏实训练。

团体康复训练

表 11-38 受试者在 T1(治疗前 3 个月)、T2(治疗开始)和 T3(治疗后立即) 自评的均值、标准差和 Wilcoxon sign-rank 检验结果

测量	T1		T2		T3		T1 vs T2	T2 vs T3
	M	SD	M	SD	M	SD	P	P
BADDS								
激活	18.7	5.9	18.1	5.1	15.4	5.2	ns	<0.01
注意力	20.1	5.9	19.0	5.2	17.2	5.7	ns	ns(0.053)
努力程度	16.2	6.7	16.0	5.5	14.5	5.7	ns	ns(0.055)
感情	10.3	4.0	9.6	3.9	8.3	4.7	ns	<0.05
记忆	11.4	4.5	11.1	4.0	10.2	3.9	ns	ns
总分	76.9	24.1	73.8	19.9	65.7	22.2	ns	<0.05
DSM-IV								
总分	13.0	4.5	12.2	4.6	11.6	4.6	ns	ns
SCL								
SCL-16	27.5	12.5	28.1	12.3	24.0	13.1	ns	<0.05
SCL-90	85.1	45.4	85.5	43.6	76.3	51.5	ns	ns(0.069)
BDI-II[a]	10.1	9.1	10.8	9.7	8.9	9.6	ns	ns

注:BADDS,布朗注意力缺陷障碍量表 - 成人版;DSM-IV,精神疾病诊断和统计手册(第 4 版);SCL,症状检查表;BDI-II,贝克抑郁量表(第 2 版)。a 为 $n = 29$。

表 11-39 团体康复计划对肩关节活动度的影响

ROM	干预前/%	干预后/%	t^a	P	差值	t^b	P
屈曲							
干预组	163.2±23.0(90.7)	171.1±12.9(95.0)	3.25	0.003	7.9±12.8	0.43	0.667
对照组	164.1±19.9(91.2)	170.6±13.2(94.8)	3.17	0.004	6.5±10.6		
伸展							
干预组	40.7±8.4(67.9)	54.1±8.2(90.2)	11.63	0.000	13.4±6.1	7.29	0.000
对照组	42.2±8.9(70.4)	43.7±9.6(72.8)	1.28	0.212	1.5±6.0		
外展							
干预组	153.0±32.9(85.0)	164.5±18.7(91.4)	3.06	0.005	11.4±19.8	2.70	0.011
对照组	152.4±39.0(84.7)	153.2±39.1(85.1)	0.56	0.581	0.7±6.9		
外旋							
干预组	81.1±8.4(90.1)	87.1±5.4(96.8)	4.28	0.000	6.1±7.5	2.88	0.006
对照组	80.0±14.9(88.9)	80.9±14.4(89.9)	0.87	0.394	0.9±5.6		
内旋							
干预组	51.4±18.2(73.5)	63.6±13.2(90.8)	4.64	0.000	12.1±13.8	3.89	0.000
对照组	45.7±14.9(65.3)	45.0±15.8(64.3)	0.37	0.715	-0.7±10.4		

续表

ROM	干预前/%	干预后/%	t^a	P	差值	t^b	P
整体							
干预组	81.4±11.9	92.9±7.9	7.73	0.000	11.5±7.8	5.81	0.000
对照组	80.1±14.0	81.4±12.7	1.40	0.174	1.3±4.8	—	—

注：干预组，n=28；对照组，n=27；t^a，配对t检验；t^b，非配对t检验。数值，平均值±标准差。%=（测量的ROM值/正常ROM值）×100。ROM，运动范围。

表11-40 团体康复计划对心理-社会适应的影响

组别	干预前	干预后	t^a	P	差值	t^b	P
干预组	49.1±6.7	52.1±7.9	2.49	0.019	2.9±6.3	3.52	0.000
对照组	50.3±7.4	47.3±5.5	2.48	0.020	-3.0±6.3	—	—

注：干预组，n=28；对照组，n=27；t^a，配对t检验；t^b，独立样本t检验。数值，平均值±标准差。

表11-41 团体康复计划对生活质量的影响

组别	干预前	干预后	t^a	P	差值	t^b	P
干预组	6.2±1.9	7.0±1.3	3.61	0.001	0.9±1.3	3.21	0.002
对照组	6.4±1.3	6.3±1.3	0.67	0.511	-0.1±1.0	—	—

注：干预组，n=28；对照组，n=27；t^a，配对t检验；t^b，非配对t检验。数值，平均值±标准差。

团体康复训练前，根据患者的功能水平及存在的问题，将治疗内容相近的患者纳入同组，形成功能分级，功能相似的患者更易产生共鸣，相互鼓励，还可以缓解不良情绪。这样既能让患者内心挫败感减少，接纳并认清自身目前的状态，又方便治疗师明确目标，提供精准有效的干预，促进患者功能恢复，更有针对性且更易达成目标。

2. 团体康复训练促进患者功能的改善

患者康复训练的一个重要原则就是重复。不断重复的练习相对来说比较枯燥，患者注意力不容易集中，直接影响训练效果。

团体康复训练具备趣味性、互动性及社交性，提供了良好的治疗关系。团体康复训练中会让患者相互配合完成一系列难度不同的任务，在学习实践过程中遇到困难时，既可以直接询问医护人员及时解决，又能通过成员间的相互交流、互相学习经验，更快地掌握训练内容，提升训练效果，提高患者康复训练的信心与积极性；团体成员在相互鼓励下提升学习兴趣，消除恐惧感，通过示范、训练、相互分享和支持及同伴反馈的处理技巧来获得功能提升；成员间可通过互相学习、观察、交流，利用团体的榜样力量提供动力，形成一种良性竞争的氛围，充分调动患者训练的积极性，帮助患者重建良好的生活态度与方式，提高康复训练的效果。治疗中的互动不仅可以改善患者的自我效能，提升自我管理能力和训练欲望，增强依从性，同时还可以强化成员的社会角色感，并且带有一定良性竞争性的训练可以使患者更努力地专注于训练。团体康复训练也提供了更加有利的言语训练环境，有效地促进言语障碍患者的理解与表达。

3. 团体康复训练营造和谐的氛围

康复科的患者一般住院周期较长，医院环境相对封闭且模式化，生活单一枯燥，缺少社会体验，主动性差。

在团体康复训练时，医护人员为患者建立温馨舒适的活动环境，营造和谐的气氛。医护人员与患者之间、患者与患者之间相互尊重、相互信任、相互学习的氛围及情感支持可以增强患者的归属感。适时给予患者鼓励、奖励小礼品等，可以让患者的自尊心与成就感得到满足，让患者在良好的团体关系中变得更加开放和自信，提高患者的主观能动性，使其更加积极地参与康复训练。这样的氛围，更符合当代社会－心理－生物医学模式。且有文献指出，脑卒中手功能的恢复训练应在积极的环境下进行，被动或不积极的训练对于促进皮质功能区的功能改善价值不大，而团体康复训练恰好提供了一种积极的环境。

4. 团体康复训练疏导患者及家属的不良情绪

患者由于生病导致各项功能出现障碍，自身状态较之前变化很大，均存在不同程度的焦虑与抑郁，且欠缺沟通，容易疲劳，依从性差。家属作为陪护人员，也承受着巨大的压力。

团体共同干预为患者提供一个良好的环境与时机，患者在共情作用及同伴鼓励的影响下能够勇敢进行表达，倾诉疾病对自身的影响及内心的感受，进而将负面情绪进行释放。与此同时，患者也可以了解别人内心演变与情绪状态，意识到彼此的共性，达到勉励与激励并存。从自我了解、自我接纳到自我发展，进而达到自我实现的成长。家属的参与能够使患者感受到家庭的支持，提升患者面对疾病的信心，同时家属也可以让自己从疲惫紧张的照护工作中得以放松。这对患者和家属都是一种很好的减压方式，也能拉近患者与家属之间的关系。

从循证医学角度来讲，卒中后抑郁使用抗抑郁焦虑药物并不是最佳方法，尤其对于轻、中度的患者，临床上可以不用抗抑郁药，只要给予正确的心理疏导，帮助患者调整心理应激性抑郁、焦虑情绪，就能对脑卒中患者的康复进程起到明显的正面效果。团体康复干预，更有利于患者对疾病知识的掌握及心态的调整，进而能够直面疾病，促进患者心理及认知的双重改善，有效消除焦虑、抑郁情绪，达到身心放松。患者还可以在团体中建立相互信任和长期的友谊，改善社交状况。

5. 团体康复训练的效益

目前国内需要接受康复治疗的患者数量庞大，而治疗师却供不应求。团体康复训练过程中，通过将患者分为若干小组进行统一管理，不论是对住院患者，还是门诊患者，既能够减少临床医护人员的工作量，保证康复训练的强度，又可以提高治疗师处理患者的效率并减少对临床资源的需求。研究表明，早期团体心理干预可以有效缓解或减轻卒中后焦虑症，提高患者神经功能及日常生活活动能力，缩短患者住院的时间，在提高疗效的同时又减轻了患者的经济负担，具有良好的经济和社会效益。

6. 团体康复训练的注意事项

在进行团体康复训练时，需要随时观察团体成员的状态，避免情绪过于激动引起血压异常；训练内容设定时，应考虑到能使每一名成员参与其中；任务难度的设定应根据团体成员的功能状况而定，确保每名成员在活动中拥有成就感及满足感；避免不良竞争性训练；训练过程中注意引导语的运用，维护良好的团体环境和氛围。

五、小结

团体康复训练在脑卒中、脑外伤、脊髓损伤、下肢骨折等疾病的肢体运动功能、平衡功能、日常生活活动能力、言语、认知及心理等方面均有应用，且疗效已证明其是一种省时、省力又经济的治疗方式，在临床上具有可行性，建议推广使用。

参考文献

［1］卞立，董万利，张丽，等.Orem 部分补偿的团体作业治疗在脑卒中上肢运动障碍患者中的应用［J］.中国康复，2022，37（3）：136 – 139.

［2］周艳，杨瑞瑞，王明霞，等.团体心理干预联合音乐疗法对老年脑卒中患者心理状态、认知功能及生活质量的影响［J］.国际精神病学杂志，2021，48（3）：546 – 560.

［3］何爱群，黎景波，聂天翠，等.团体改良限制－诱导运动疗法对脑卒中后上肢功能障碍的疗效研究［J］.中国康复，2018，33（6）：443 – 447.

［4］徐良雄，石聿树，熊昌娥，等.认知行为团体治疗对广泛性焦虑障碍患者生活质量改善作用［J］.中国健康心

理学杂志，2020，28（4）：486 - 489.

［5］张丽，刘晓丹，薛炘，等．团体认知行为的作业训练对脑卒中后认知障碍的效果［J］．中国康复理论与实践，2019，25（9）：1070 - 1074.

［6］贾子善．努力探索脑卒中康复的最佳环境［J］．中国康复医学杂志，2007，22（7）：577.

［7］张朝辉，宋景贵，张亚林，等．躯体化障碍患者的心理健康状况、社会支持及应对方式的研究［J］．中国临床心理学杂志，2011，19（5）：639 - 640.

［8］朱元霄，肖府庭，孙瑞，等．团体治疗对改善脑卒中恢复期患者平衡功能障碍的研究［J］．中国康复，2019，34（11）：587 - 589.

［9］闫玮娟，刘杰，梁涛，等．团体治疗对卒中后抑郁患者日常生活能力的影响［J］．中国健康心理学杂志，2015，23（3）：402 - 404.

［10］鞠波，孙淑艳，曹巍巍．脑卒中伴言语障碍患者康复及团体心理治疗效果［J］．第三军医大学学报，2012，34（17）：1085 - 1086.

［11］林秀瑶，许云辉，孔东燕，等．脑卒中患者团体心理治疗的成本 - 效果分析［J］．Chinese Journal of Rehabilitation Medicine，2015，30（4）：374 - 377.

［12］VESTRI A，PERUCH F，MARCHI S，et al. Individual and group treatment for patients with acquired brain injury in comprehensive rehabilitation［J］．Brain Inj，2014，28（8）：1102 - 1108.

［13］TANAKA S，HONDA S，NAKANO H，et al. Comparison

between group and personal rehabilitation for dementia in a geriatric health service facility: single-blinded randomized controlled study [J]. Psychogeriatrics, 2017, 17 (3): 177 – 185.

[14] ZANCA J M, DIJKERS M P, HSIEH C H, et al. Group therapy utilization in inpatient spinal cord injury rehabilitation[J]. Arch Phys Med Rehabil, 2013, 94 (4 Suppl): S145 – S153.

[15] 田国华, 赵英, 郭军辉, 等. 小组模式康复训练对下肢骨折的疗效[J]. 中国康复, 2017, 3: 199 – 201.

[16] DA SILVA F S, DE MELO F E, DO AMARAL M M, et al. Efficacy of simple integrated group rehabilitation program for patients with knee osteoarthritis: Single-blind randomized controlled trial[J]. J Rehabil Res Dev, 2015, 52 (3): 309 – 322.

[17] APRILE I, RIZZO R S, ROMANINI E, et al. Group rehabilitation versus individual rehabilitation following knee and hip replacement: a pilot study with randomized, single-blind, cross-over design[J]. Eur J Phys Rehabil Med, 2011, 47 (4): 551 – 559.

[18] HUI E, YANG H, CHAN L S, et al. A community model of group rehabilitation for older patients with chronic heart failure: a pilot study [J]. Disabil Rehabil, 2006, 28 (23): 1491 – 1497.

[19] VIRTA M, VEDENPÄÄ A, GRÖNROOS N, et al. Adults with ADHD benefit from cognitive-behaviorally orien-

ted group rehabilitation：a study of 29 participants［J］. J Atten Disord，2008，12（3）：218－226.

［20］CHO O H，YOO Y S，KIM N C. Efficacy of comprehensive group rehabilitation for women with early breast cancer in South Korea［J］. Nurs Health Sci，2006，8（3）：140－146.

［21］中华医学会神经病学分会神经康复学组，中华医学会神经病学分会脑血管病学组，卫生部脑卒中筛查与防治工程委员会办公室. 中国脑卒中康复治疗指南（2011 完全版）［J］. 中国医学前沿杂志（电子版），2012，4（6）：55－76.

［22］黄锦文，曾光. 如何在作业治疗中运用积极心理学的PERMA 理论模型提升幸福感［J］. 康复学报，2018，28（1）：5－12.